PRACTICAL
NEUROCOUNSELING

Connecting Brain Functions
to Real Therapy Interventions

Edited by Lori Russell-Chapin,
Nicole Pacheco, and Jason DeFord

訳者まえがき

ニューロカウンセリングとの出会い

　人の心は複雑で興味深い。私たちは、目の前のクライエントが訴える問題がなぜ、どのようにして生じているのかを様々な心理学知識を活用してひも解き、クライエントと共有し、治療計画を進めていく。しかし、どのような心理学的知識を主として用いるかはセラピストによって異なるだろう。そして、どのような心理学的知識が、最もクライエントにしっくりくるのかは、クライエントによるのである。たくさんの心理学的理解の根本となる、もっと目に見える共通理解ツールが何かないだろうか。もっと多くのクライエントがしっくりきやすいフレームワークは何かないだろうか。そんな時私は、ニューロカウンセリングに出会った。

　現代では、専門家に限らずとも心理学のあらゆる情報が幅広く自由に入手できる。そういった中で「脳科学が教える〇〇！」「〇〇脳」「脳を活性／脳トレ」といったタイトルをよく目にする。多くの人々が、自分自身の心について、「脳」を介して知ろうとしているのである。そして、なぜだか人は、脳が最も複雑な器官のひとつであるにもかかわらず、「脳の理解」に“納得”するのではないだろうか。これは整形外科で医師からレントゲン写真を用いて説明を受ける状況に似ている。専門知識がない患者にとっては、目の前に貼られた白黒写真について、医師から「ここが少し悪くなっているね」と指をさされても、あるいは数か月後に「ほら、ここが良くなっているでしょう」と説明されても、その写真に何が写っているのかの詳細までは分からない（少なくとも私はそうである）。にもかかわらず、「へぇ」とつい納得し、安心してしまうことはないだろうか。トリックアートなどの錯視の解説でも同様のことがよくある。知覚心理学者は錯視が起こる仕組みをはるかに細かく理解しているが、「これは脳が騙されているんです」と説明するだけで、非専門家の多くが「なるほど」とつい思ってしまう。クライエントからしてみれば、セラピストが感じているほど脳は難解で、受け入れ

難いものではないのかもしれない。もちろん俗説的、盲目的に理解するという意味ではない。あくまでとっかかりの良い情報基盤として「脳」を利用し、臨床家は、本書で紹介されているような科学的エビデンスをもとに治療ストラテジーをクライエントと共に選択することを目指すべきである。また、「脳」から心の問題を理解することは、「私のせいで」「私がこんな性格じゃなければ」「なぜ私はこんな行動をとってしまったのか」といったクライエントの後悔や自責感を軽減する効果も期待されている。錯視の例のように、「脳がこうだから」というのは、（それが自身の脳であっても）「私のせい」ではなく、ただし、その脳を変えるのはあくまでも自分自身なのである。さて、本書を手に取っているカウンセラーの方には、ぜひ恐れずに神経科学を自らの臨床活動に取り入れ、クライエントと共にそれを楽しみ、その効果を感じていただきたい。

カウンセリング実践における神経科学への期待

　近年、「人工知能」の発展が著しく、私たちの生活はそれらの科学技術なしには考えられなくなりつつある。機械化する現代において、いまいちど「人体知能」、つまり私たちの心の根幹である「脳」への関心を深めることは、人のあたたかみや複雑さを理解し、人間らしい営みをもっと豊かにしていくための重要な試みであるように思える。

　ここ約 30 年にわたる神経科学の進展はすばらしいものであった。米国では 1990 年に「脳の 10 年（Decade of the Brain）」が開始されたことを皮切りに、2007 年には NIH（アメリカ国立衛生研究所）の総年間予算の約 17％に相当する約 48 億 1 千万ドルが神経科学領域に投資され、国家政策として打ち上げられてきた。我が国も追従するようにして、研究施設や研究資金を拡充し、国内の脳科学研究の支援体制を整えてきており、現代国際社会のあらゆる問題の克服に向けて神経科学に大きな期待が寄せられるようになった。精神疾患や心の様々な問題に関わる多くの臨床研究家もまた、これらの問題の理解や診断、治療をより良いものにしようと神経科学に挑んできた。著者らが述べているように、「脳についての知識が日々アップデートされ、脳に関する神話や俗説が少しずつ払拭される」につれ、これらの科学的知識をどのように健康領域に活かしていくべきかが議論されている。

　本書は、心の問題の背景にある脳の様々な働きに関する膨大な科学的知見を、臨床実践におけるトークセラピー／カウンセリングに柔軟に取り組む方法を概説している。いくつかの疾患領域で期待を寄せるニューロフィードバックの実践報告なども含まれているが、アセスメントや治療選択における神経科学的知見の活用法や具体的な介入技法の紹介が、多くの臨床家にとって今すぐに取り入れられる資源となるだろう。本書は実践的側面が強調されているため、「使う」に特化されている。そのため、第1部の概略的解説のみではニューロカウンセリングの全体像（とくに、従来のカウンセリングとの違い）がつかみにくかったり、より細かな実践情報が少ないと感じられたりする箇所がある。本書の著者らが関わった『Neurocounseling: Brain-Based Clinical Approaches.』（ISBN: 978-1-119-37557-9）に、さらに詳細な神経生理学的知識や、代表的な疾患ごとにまとめられた神経科学エビデンス、また、アセスメントやカウンセリングの実際例やポイントが豊富に記載されている。適切なニューロカウンセリングの導入のためには、こちらも同時に読まれることを強く推奨する。

謝辞

　本書はニューロカウンセリングに関する国内初のガイドブックである。この新進的な取り組みに賛同くださり、権利交渉から出版に至るまで多々ご支援いただいた(株)現代図書の飛山恭子様に心よりの感謝を申し上げたい。また、出版にあたってはJSPS科研費 21K13727 の助成を受けた。

2024 年 4 月 30 日

横山 仁史

実践ニューロカウンセリング

― 治療介入の実際に脳機能を結びつける ―

ロリ・ラッセル＝チャピン
ニコル・パチェコ
ジェーソン・デフォード　編

横山仁史　訳

　「ニューロカウンセリング分野で生み出された知識は、実践者や教育者、学生らから高く評価されていながらも、カウンセリングの専門家が日々生きている世界との関連性を明確に説明するよう求められてきた。ラッセル＝チャピン氏、パチェコ氏、デフォード氏の3人は、この課題に答えるための待望の書籍を世に送り出し、徹底的に分かりやすく、そして、実践的なアプローチを用いることで、神経科学の体系的で洗練された応用法が、カウンセリング実践にいかに変革をもたらすかを明示した。」

―キャサリン・Z・ドゥシット (PhD, LMHC)

ロチェスター大学カウンセリング・人間発達学　教授

　「ラッセル＝チャピン氏らは、治療の個別化とクライエントのアウトカム改善を支える、非常に有用かつ機能的なリソースをこの分野に提供した。この革新的なテキストは、神経科学に基づいた介入と、標的となる脳をベースとした変化を巧みに結びつけている。カウンセリングを学ぶ学生や専門家は、脳の領域や機能についての簡潔な説明や、様々なトランス理論的カウンセリング技法の適用に関する分かりやすい説明を、特に高く評価するだろう。」

―ライサ・ミラー (PhD, LCP)

ボイシ州立大学カウンセリング　准教授

　「ラッセル＝チャピン氏、パチェコ氏、デフォード氏は、臨床家がこれまで必要としていた、洗練されたマニュアルを提供してくれた。研究に基づいたニューロカウンセリングのテクニックや最先端のニューロイメージングをシームレスに統合したこの本は、臨床家が現在の問題、神経科学、治療アプローチ、介入を迅速かつ効果的に結びつけるのに役立つ。臨床家は、本書を常に手元に置いておくべきである！」

―アレン・ノヴィアン (PhD, LPC-S, LMFT-S, BCN)

セント・メアリーズ大学ニューロフィードバックプログラムコーディネーター

実践ニューロカウンセリング

　「実践ニューロカウンセリング」は、カウンセリングにおいて脳の健康状態を考慮することの重要性を示し、高度なソフトウェアや集中的なトレーニングを受けなくとも、脳の様々な部位の機能を理解し、評価する方法を、メンタルヘルスの専門家に向けて紹介している。

　各章では、脳領域を個別に取り上げ、セラピストが認知、感情、行動に関する特定のニーズに合わせてアプローチするためのヒントや指針を提供している。各章で提供される介入方法は、性別や文化に関係なく、簡単に適用できるものである。19 の脳部位に対応した LORETA 脳地図は、脳の位置やその機能、また、機能不全を起こしている領域を特定するのに役立ち、それぞれに対応したステップ・バイ・ステップの介入によって、その脳部位と行動を制御することが可能である。

　この「実践ニューロカウンセリング」は、単なるテクニック集にとどまるものではなく、脳活動と行動の関連性に関心を抱く臨床家にとっての貴重なガイドブックである。また、ニューロカウンセリングを教える大学教員や学生、そしてトークセラピーに携わる臨床家にとっても理想的な一冊となっている。

ロリ・ラッセル＝チャピン博士 (LCPC、BCN)

　ブラッドリー大学にて教育および研究に従事 (受賞歴あり)。イリノイ州ピオリアで非常勤でのニューロフィードバック診療を実施。

ニコル・パチェコ博士 (LCP、BCB)

　ニューロフィードバックと脳波を専門とした教育者兼コンサルタント。イリノイ州スプリングフィールドにて診療所を開業。

ジェーソン・デフォード博士 (LCPC)

　ニューロフィードバックを専門とした教育とカウンセリングに従事。イリノイ州ピオリアにて開業。

目　次

編集者について

　ロリ・ラッセル＝チャピン博士は、イリノイ州ピオリアにあるブラッドリー大学の教育・カウンセリング・リーダーシップ学部のカウンセラー教育学教授である。ワイオミング大学にてカウンセラー教育学の博士号を取得し、ブラッドリー大学では教員として表彰を受けるほか、研究者としても活躍している。また、現在はブラッドリー大学とOSFセント・フランシス・メディカルセンター、イリノイ神経科学センターが共同設立したCollaborative Brain Researchセンターの所長を兼任している。執筆活動が好きで、地域、国内、国際的な場で幅広く出版、発表しており、実習／インターンシップ、スーパービジョン、葛藤解消、悲嘆と喪失、ニューロフィードバック、ニューロカウンセリングなどに関する9冊の本の著者（あるいは共著者）となっている。イリノイ州でLCPCの資格を取得した他、メンタルヘルス臨床カウンセリング認定資格（CMHCC）、認定臨床スーパーバイザー（ACS）、ニューロフィードバック認定資格（BCN）など、様々な資格を取得している。臨床系大学院にてカウンセリング専攻の教育に携わるかたわら、夫のテッド・チャピン博士と共に、非常勤の診療活動にも情熱を注いでいる。米国メンタルヘルスカウンセリング協会（AMHCA）からNational Linda Seligman Counselor Educator of the Yearに選出されており、2017年にはニューロカウンセリングの功績が認められ、国際米国カウンセリング協会のGarry R Walz Trailblazer賞を受賞。2018年に、大学教育と健康科学のエクセレント教育賞を受賞。2020年に、米国カウンセリング協会にて最も栄誉あるACAフェローの称号を授与されている。

　ニコル・パチェコ博士は、Professional EdgeのCEO兼社長であり、臨床心理士およびコンサルタントの有資格者である。パフォーマンスの最適化とリーダーシップ開発を専門としている。心理学を専門とするアドラー大学にてカウンセリング心理学の修士号と、臨床心理学の博士号を取得。バイオフィードバック

の認定資格を持ち、定量的脳波検査に関するディプロマ (QEEG-D) も取得している。ブラッドリー大学で非常勤講師を務め、定期的に講演、研究、執筆活動に参加し、国内および国際会議にて数多くの発表を行っている。夫と 2 人の息子と共に、イリノイ州スプリングフィールドにて暮らしている。

　ジェーソン・デフォード氏はニューロフィードバックの専門家、教育者であり、イリノイ州ピオリアの個人診療所にてカウンセラーとして働いている。ジェーソンは臨床専門カウンセラーの資格を有しており、その治療スタイルは、動機づけとチャレンジングなやりとりを織り交ぜて、クライエントが思考、感情、行動の相互作用をマネジメントできるように働きかけるものである。個人カウンセリング、カップルカウンセリング、家族カウンセリングを主に提供しており、子どもや青少年に対するカウンセリング経験を有し、アンガーマネジメント、不安、うつ病、心的外傷後ストレス障害の治療が専門である。性犯罪者の治療や、トラウマや虐待被害者にも対応している。また、クライエントの行動マネジメントおよびストレスマネジメントを支援する関わりを行っている。ニューロセラピーのトレーニングを完了し、アーメンクリニックグループからブレイン・ヘルス・コーチの認定を受けている。ブラッドリー大学のカウンセリング学部では 2020 年のカウンセリング同窓会賞(革新的実践部門)を受賞。

著者一覧

メアリー・バーティド：バルドスタ州立大学で心理学の学士号を取得。現在はイリノイ州ピオリアにあるブラッドリー大学で臨床メンタルヘルスカウンセリングの修士号を取得中。

セオドア・J・チャピン博士：イリノイ州ピオリアにあるチャピン＆ラッセル・アソシエイツおよびイリノイ中央ニューロセラピー研究所にて 30 年にわたりオーナーを務める。ニューロフィードバックの認定資格(BCN)保持者。

メリッサ・ホッジ：イリノイ州ピオリアにあるブラッドリー大学の臨床メンタルヘルスカウンセリングプログラムの大学院生。ブラッドリー大学のカウンセリング研究およびクリニックケアギバーの訓練プログラムの大学院助手や、チェストナットヘルスシステムズの薬物・回復裁判チームにて問題解決カウンセリングのインターンを兼務。

マヤ・レダスキー：インディアナ州在住。ブラッドリー大学の臨床メンタルヘルスカウンセリングの大学院生。

タミカ・ランプキン：心理学の学士号を取得後、16 年以上にわたり社会福祉の分野でホームレスの家族や高齢者、青少年向けのプログラムに携わる。現在はイリノイ州ピオリアにあるブラッドリー大学にて臨床メンタルヘルスカウンセリングの最終学年に在籍。

リア・マローニ：ブラッドリー大学の臨床メンタルヘルスカウンセリングプログラムの大学院生。ジョージア大学にて心理学の学士号を取得。卒業後に個人開業を予定。

ドナ・ミラー（学士）：17 年間、小学校教師として勤め、現在はイリノイ州ペキンで 1 年生を教えている。同時に、イリノイ州ピオリアにあるブラッドリー大学にてプロフェッショナル・スクール・カウンセリング・プログラムの大学院生。

クリスティン・ネイヴ(B.S.N., R.N.)：イリノイ州ピオリアにある OSF 精神心理学の精神科看護師。現在、ブラッドリー大学大学院の臨床メンタルヘルスカウンセリングプログラムの修士課程に在籍。

カロライン・ピッツ（学士）：ニューメキシコ州アルバカーキ在住。脳と行動のギャップをどのように埋めるかについて探求。ニューロカウンセリングの原則を臨床に取り入れることに期待を寄せている。

ブルック・ポーリング（学士）：イリノイ州ピオリアにあるブラッドリー大学で、臨床メンタルヘルスカウンセリングを専攻。ブラッドリー大学のカウンセリングセンターでのインターンおよび、スミス・キャリア・センターの大学院アシスタントとしても勤務。

アンナ・クランシー・レズニアック：イリノイ州ピオリアにあるブラッドリー大学で、臨床メンタルヘルスカウンセリングを専攻し、学士号を取得。卒業後に青少年や成人を対象としたカウンセリングに従事予定。特にトラウマを専門としている。

パーニート・サホタ：イリノイ州在住。ブラッドリー大学の臨床メンタルヘルスカウンセリングの大学院生。

序文

　カウンセリング分野における革新的なリーダーであるラッセル＝チャピン氏、パチェコ氏、デフォード氏は、神経科学とニューロカウンセリングに関する最も包括的で、役に立つ入門書を私たちに届けてくれた。神経科学について幅広く執筆してきた私にとって、ニューロカウンセリングが応用研究や臨床実践の場で力を発揮することは、とても納得がいくものであった。近々、治療者養成に関わるすべての人たちが、本書の革新的でエキサイティングなアイデアを、教育、研究、臨床実践に取り入れることになるだろう。『実践ニューロカウンセリング　― 治療介入の実際に脳機能を結びつける ― 』を構成する章はどれも非常に魅力的である。

　本書は、分かりやすい文章で書かれており、脳の主要な機能について基本的な知識を得ることができる。さらに、これらのコンセプトを日々の診療、教育、研究に活用できるような内容になっていると思われる。

　ここでは、彼女ら先駆者たちがニューロカウンセリングと名付けた、カウンセリング／治療分野を大きなパラダイムシフトへと誘うであろう本書の重要な側面をいくつか紹介する。

■ 脳機能の頭部マップでは、脳の主要な部位の位置と意味を概観することができる。

■ 第2章では早々にしてケーススタディが紹介されており、ニューロカウンセリングが様々な脳部位を効果的な治療計画の中にどのように組み込むことができるのかを説明している。

■ 科学的知見を面接、計画、治療に生かすための脳アセスメントについてのガイドラインが示されている。

■ 頭部マップについての精密なレビューをもとに、クライエントの様々な問題が、それぞれの脳部位や脳波の機能不全とどのように関連しているかを

　学ぶことができる。

■　トークセラピーの中で脳波をコントロールするためのニューロカウンセリングテクニックが脳部位ごとに示されている。

■　ニューロカウンセリングをめぐる文化的多様性の問題が議論されている。

■　19の脳部位に関するLORETA脳画像で、ニューロカウンセリング技法の習得による脳の活性化の様子が確認できる。

　ひと言でいえば、本書はすべてのカウンセラーやセラピストのオフィスにあるべき質の高い教材である。クライアントの思考、感情、行動を観察することは、カウンセラーの専門性を高め、適切な治療の選択肢を導くことにつながるだろう。

　本書は、変わりゆく未来の中で、新たな実践へと私たちが踏み出すために必要な一冊である。コロナウイルス（COVID-19）は脳に影響を与えるうえ、それによるストレスもまた世界中の人々に付きまとい、私たちの脳の働きを変えてしまうことだろう。周囲の環境に対する脳の反応は、すべての心の問題の根っこである。本書は、あなたを先駆的な立場へと誘うものであり、カウンセリング実践に新たな価値を与えてくれるだろう。私たちはもはや、カウンセリングやセラピーの世界の根底にある生理的要素を無視することはできないのだ。

　本書はこの年最高の専門書である。これからの時代、臨床の仕事は今までと同じではなくなり、本書はその変化の根源となるものであろう。応用科学が、その変化をもたらすのである。

　この優れた本はこれ以上ないほどおすすめです。楽しんで学んでください！

アレン・E・アイヴィ　EdD, ABPP

カウンセリング心理学認定委員会

特別大学教授（名誉教授）

マサチューセッツ大学アマースト校

謝辞

　私たちがもつ、「脳」という 3 ポンドの臓器を、最も素晴らしく、魅力あふれるものだと考えているすべての人、クライエント、支援の専門家たち、研究者、学生、そして一般ユーザーのために、この本を捧げます！日々、私たちは、脳とその機能についての新しい情報を学んでいます。日々、脳に関する神話が少しずつ払拭されてきているように思えます。日々、私たちは脳の健康の重要性についてさらに多くのことを学んでいるのです。だからこそ、自らの脳を科学に提供してくれた人たちに感謝します。そうやって、私たちはさらに多くのことを学んでいくのです。また、この道を進むことを後押ししてくれた神経科学とニューロカウンセリングの恩師である、テッド・チャピン博士、アレン・アイヴィ博士、ジョン・アンダーソン氏、ダグラス・デイリー氏に、特別な感謝を表します。

　Routledge 社の編集スタッフ、特に主編集者のアンナ・ムーアさんには、この応用科学的な脳の書籍の執筆を実現してくれた彼女のスキルや情熱、そして信念に厚く御礼申し上げます。私たちの脳は、挑戦を必要とし、また、挑戦することが好きなのです。すべての読者が、生き生きと成長し続けるために、新しい価値ある情報に 1 つでも出会えますように！

第 **1** 部

ニューロカウンセリングの理論と知識

第 1 章

ニューロカウンセリングの世界と各章の要約

ロリ・ラッセル＝チャピン、ニコル・パチェコ

　長きにわたり、カウンセリングの世界は、人の様々な側面に全人的に働きかけてきた。カウンセリングはウェルネスに関するあらゆる要素に古くから注目してきたが、2010 年に「20/20：A Vision for the Future of Counseling」がはじめて策定され、多くの議論を経て「カウンセリングとは、メンタルヘルス、ウェルネス、教育、キャリアの目標を達成するために、多種多様な個人や家族、グループをエンパワーする専門的な関係」（p.366）という定義が合意されることとなった。この秀逸な定義文は、29 のカウンセリング部会から承認されている（Kaplan, Tarvydas & Gladding, 2014）。カウンセリングの専門家は今後よりいっそう向上していくことが求められている。

　神経科学と脳画像の進歩により、脳やその機能、また、人のシステムに関するあらゆる要素と脳がどのように関わっているかについて、実に多くのことが明らかになってきた（Ivey, Ivey & Zalaquett, 2017）。

　ニューロカウンセリングはこれらの知見をすべて兼ね備えたものである。ニューロカウンセリングはカウンセリングに置き換わるものではなく、カウンセリング分野に新たな価値と精密さを付け加えてくれるものとなるだろう。

　ニューロカウンセリングという造語は、国内のカウンセラーへのインタビューから Montes（2013）が最初に提案したものである。Russell-Chapin（2016, p.93）はさらに、ニューロカウンセリングを「私たちのメンタルヘルスに関するあらゆる悩みごとの生物学的な根拠を教え、説明することによって、カウンセリング実践

の中に神経科学を統合するもの」と詳しく定義した。

　現在、私はすべての患者に基本的なニューロカウンセリングのスキル（例えば、横隔膜呼吸や末梢皮膚温コントロール、心拍変動、治療的なライフスタイルの変化、あるいは神経解剖学の知識に関するもの）を教えている。最近、私は心的外傷後ストレス障害（PTSD）と診断された退役軍人のクライエントと一緒にカウンセリングに取り組むことがあった。私たちの最終目標はトム（仮名）にニューロフィードバックを実施することだったが、その前にまずは横隔膜呼吸に取り組むことにした。ある日、彼が面接にやってきて、妻とよくケンカをするようになったという話題でその日のセッションが始まった。そういった状況下での彼の典型的な反応は、フリーズして、そのまま地下室にこもることであった。今回、彼はその代わりに、横隔膜呼吸を始めることで、すぐに落ち着くことができたとのことであった。この新しい反応の最たるポイントは、彼が「私がいつものように逃げなかったので、妻はもう少しで気を失うところでした。私もびっくりしました。私たちはきちんと問題について話し合うことができたのです」と教えてくれたことであった。私は「人に魚を与えれば、一日食べられる。魚を釣ることを教えれば、一生食べていける」という大好きな中国のことわざをいつも思い出す。これがニューロカウンセリングの力である。

　つまり、心の問題や精神的健康を強調することよりも、脳の問題や脳の健康を強調する方がはるかに有意義である。ニューロカウンセリングでは、身体に関する神経解剖学の知識や、心身の健康全体に対するそれらの影響をもっと深く調べる作業を通じて、カウンセラーが脳の問題や脳の健康を考える機会を得ることができる。例えば、内科を受診した時には、多くの場合、様々な身体機能が検査される。患者が呼吸器科を受診した時には肺を、心臓内科を受診した時には心臓を、検査したり診察したりするのがごく一般的である。クライエントが精神科医や心理士、カウンセラー、ソーシャルワーカーを訪れた時、私たちが脳を診ることはない。クライエントの思考や感情に耳を傾けることはカウンセリングでは必要不可欠なものであるが、私たちは脳と身体にも目を向ける必要がある。現代のカウンセラーには、それを実行する力があるのだ……そう、脳や脳波を調べることができるようになったのである！　クライエントの脳がどのように機能してい

るかを理解することで、メンタルヘルスの専門家は真に個別化された治療計画を
作成することができる。ニューロカウンセリングは、セラピストがより効果的
に、測定可能なアウトカムや目標を追加できるようになるための有用なツールで
ある。

　ニューロカウンセリングのテクニックブックである本書は、臨床カウンセリ
ング実践の中に、脳に基づくアプローチを統合したい人々、あるいは、統合する
必要があると考える人々に向けて、それを実現するための実践的な技術を提供し
ている。ニューロカウンセリングに精通したセラピスト（クライエントが自分の
世界をどのように体験しているかを理解するだけでなく、情報を結びつけなが
らクライエントの脳がどのように機能しているかをより深く理解することがで
きるセラピスト）は、治療の成功をより早く、より効果的に達成することができ
る。それによって、セラピストは治療計画を立てることができ、患者一人ひとり
に適した、達成可能な、より良い治療経過をたどることができる。例えば、自閉
スペクトラム症（ASD）と診断された患者は、そうでない者とは違ったコミュニ
ケーションの形式や機能を持っている。この患者の脳は、前帯状回や眼窩前頭領
域の機能不全があり、それよって感情制御や注意、実行機能の問題が引き起こさ
れているのかもしれない。さらに、他人の感情や意図を正確に識別し、理解する
ことに苦労してしまう症状が、悪循環を作り出している（Thompson & Thompson,
2015）。また、PTSDに苦しむ退役軍人の脳は、過覚醒症状や回避・麻痺症状
に関係する脳の内側領域が過剰に活性・覚醒しているかもしれない。結果とし
て、彼らの脳は、環境内の出来事や人々、物事を正しく解釈できるようなコント
ロールされた脳とはいえず、常に緊張し、たとえそうでない場合でも環境の手が
かりを危険で脅威的なものであると誤って解釈する可能性がある（Thompson &
Thompson, 2015）。

　本書の目的とゴールは、メンタルヘルスの専門家に、効果的かつ神経学的に
合理的な介入を提供することである。内部プロセス(例えば、思考、感情、行動)
を探求するのと同じぐらい関心を持って、専門家が問題となる部分を神経学由来
に詳細に概念化することで、理解の層がさらに深まる。同様に、脳に関するアセ
スメントも、クライエントの世界を理解するうえで非常に価値があり、家族歴や

物質使用歴を尋ねるのと同じくらい意義がある。脳アセスメントとそのツールについては第3章で取り上げている。

　セラピストは、高度なソフトウェアや集中的なトレーニングがなくても、クライエントの脳の様々な部位の機能を理解し、評価できるようになる。多くの場合、紙と鉛筆を使った単純な脳症状チェックリストをインテークアセスメントに追加することで、時間をかけずに簡単に実施することができる。セラピストがこのことを知っていれば、クライエントの認知、感情、行動のレベルにあわせて、治療をうまくカスタマイズすることができるのである。また、正常に機能している脳の領域を支え、機能不全を起こしている脳の領域を刺激または強化するためのブループリントとしても活用できる。本書で紹介されている介入法は、性別や文化に関係なく使用できるものであり、その適用方法が分かりやすく解説されている。本書は専門教育者や学生、臨床家にとって価値ある資料となるだろう。

　本書の共同編集者は、オンライン学生22名および通学生14名に対して、大学院レベルの ENC 607 Bridging Brain and Behavior コースの指導を行ってきた。オンライン学生は、イリノイ州のピオリアにあるブラッドリー大学の研修に参加した。受講した全学生からのポスター発表と、19の脳領域マップを用いた脳の機能と位置に関する介入技法を紹介する情報展示会を開催した。このような素晴らしい体験がこの教科書の原点であり、誕生につながった。

　カウンセリングの世界に組み込むことができるニューロカウンセリングの脳部位、機能、技法を、読者がもっと視覚的に把握できるようにするための「頭部機能マップ」(Anderson, 2020)の例を以下に掲載する(図1.1)。この図は、第2部の各章の冒頭にあり、該当する場所が太字の丸で描かれている。第1章の残りの部分で、次章以降の主な内容を記載する。

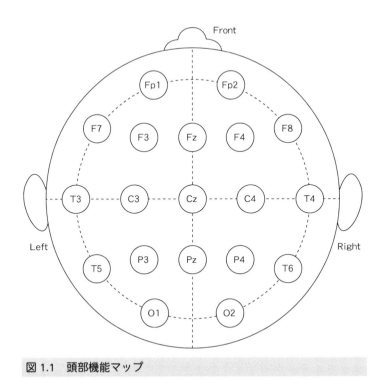

図 1.1　頭部機能マップ

第2章　症例パトリスでみるニューロカウンセリング
デモンストレーションと神経解剖学：安定と自立に向けた闘い

　この章では、クライエントの生活における様々な側面に対して、ニューロカウンセリングと神経解剖学がどのように統合されるのかについて、事例に基づきながら説明する。認知、行動、感情、対人関係、環境要因といった、メンタルヘルスの提供者がクライエントと接する際に常日頃から評価・査定している領域は、クライエントの生活のほんの一部でしかない。支援者から援助を受けることで、クライエントがこれらの要素のうち一つでも変容できたならば、多くの場合それは成功といえるだろう。しかし、その改善は一体いつまで続くのだろうか？クライエントが一つの穴から抜け出し、そしてまた別の穴に落ちていくのを何度

も目にしたことはないだろうか？

　メンタルヘルスの専門家は、クライエントの話を注意深く聴き、非審判的で親切な態度で反応するための高度な訓練の経験とスキルを持っている。しかし、このトレーニングは、思考、感情、行動が互いに影響し合い、相互作用するという、心理学的理論に基づいて行われることが多い。メンタルヘルスの専門家はすでに、望ましくない思考、感情、行動を特定し、それらをより役に立つ、あるいは効果的な思考、感情、行動に置き換えるようクライエントを導くことに精通している。また、クライエントには、セッションの外でもこれらのことを再現する方法を伝えることができる。しかし、こういったアプローチのみでは、内部プロセスの根本的な原因を変えることを軽視してしまいがちになる場合が多いという落とし穴がある。

　脳に関する解剖学的／生理学的知識は極めて興味深いものではあるが、脳の生態など気にも留めずに、ただただ内的苦痛から必死に逃れようとしている重度のうつ病のクライエントを前にした時、これらの知識は治療者にとってほとんど役に立たないように思えるだろう。しかし、このクライエントの脳で起きていることへの神経生理学的な裏づけと、問題の根源にある脳への効果的かつ神経生理学に基づく臨床介入がうまく結びつけられたとしたら、治療者はより早くに短期的／長期的な成功目標にたどり着くことができるのである。

第3章　ニューロカウンセリングにおけるアセスメント、治療計画、アウトカム評価

　この章では、様々な方法で脳機能を評価できることを学ぶ。自己報告式アンケートやコンピュータによる検査はもちろんのこと、より高度な方法として、脳波（EEG）を実際に観察して、その情報をPaul SwingleのClinical Qや、国際10-20システムの各脳部位をそれぞれ評価した19チャンネルEEG（Collura & Frederick, 2017）データベースなどと比較することで、価値ある情報を得ることができる。表1.1に様々なアセスメントツールの長所と短所、およびそれらが評価している領域を示す。

表 1.1　様々なアセスメントツールの長所短所

検査	評価している 領域・機能	長所	短所
Dr. Daniel Amen's 脳の健康評価（無 料）	脳全体の包括的な 評価	・無料 ・オンライン[1]もし 　くは紙媒体で利 　用可能	・自己報告式質問 　紙の性質上のバ 　イアス（ただし、 　重要他者が患者 　を評価すること 　もできる）
神経学的機能不 全リスクアセス メント (Chapin & Russell-Chapin)		・実施が素早く、 　簡単	
TOVA (Test of Variable Attention)	注意のタイプ	・研究でよく使用 　されている	・重度の注意障害 　を抱える者には 　時間がかかり、 　難しい
Clinical Q (Paul Swingle)		・臨床データベー 　スと患者を比較 　できる	
19チャンネル EEG	・皮質の電気活動 　の包括的アセス 　メント ・z 得点の算出（同 　じ年齢・性別の 　他者と比較）	・包括的	・時間（1時間の記 　録と、確認、解析、 　解釈の時間） ・費用

1)　https://brainhealthassessment.com/assessment

第4章　前頭前皮質 (Fp1, Fp2) ―脳の CEO と共に歩む―

　この章では、実行機能（私たちが注意をコントロールしたり、望ましくない行動を減少または消去したり、計画や体系化の実施、効果的な意思決定を行うための機能）の座である前頭前皮質 (Fp1, Fp2) に焦点をあてる。機能不全の要因と、2つのニューロカウンセリング技法が脳の場所ごとに紹介されている。各部位の

LORETA（Collura & Frederick, 2017）の活性化画像も提示されている。

左前頭前皮質（Fp1）

Fp1 の位置：脳の Fp1 は、前頭葉の左側、前頭前野の一番手前に位置している。前頭葉は、4 つの脳葉の中で最も大きい。大脳皮質の一部で、左右の葉が対になっており、人間の脳の 3 分の 2 を構成している。

Fp1 の機能：Fp1 は、注意、集中、意思決定、感情、気分、計画、課題遂行、視覚性エピソード検索、視覚性ワーキングメモリにおいて重要な役割を担っている（Carter, 2014; Chapin & Russell-Chapin, 2014）。前頭前野は、より高次の認知機能に関与しており、前頭葉の前部を覆うようにして大脳皮質の一部を構成している。この領域の主な活動は、思考や行動を内的目標と関連づけて決定することだと考えられている。また、この領域は、良し悪しや、異同といった競合思考を弁別することができ、脳の実行機能役として知られている。

機能不全：Fp1 の脳機能不全の原因となるものとしては、遺伝、食生活や運動、ストレス、トラウマ／外傷、虐待的対人関係、毒物、物質乱用などが考えられる（Chapin & Russell-Chapin, 2014）。前頭葉／前頭前野の機能不全に関連する一般的な精神疾患診断として、うつ病、注意欠如多動症（ADHD）、強迫症（OCD）、統合失調症、双極性障害（症）、外傷性脳損傷、パーソナリティ障害、心的外傷後ストレス障害（PTSD）がある。前頭葉の損傷は、発話障害、協調性の低下、性格の変化、のほか、衝動性コントロールや計画、スケジュール遵守などが困難になるといった症状を引き起こす可能性がある（Villines, 2017）。前頭葉に損傷を受けた人は、情報処理や過去の体験の想起、意思決定などの難しさを感じることがある。

右前頭前皮質（Fp2）

Fp2 の位置：前頭葉は 4 つの脳葉の中で最も大きく、前頭前皮質は前頭葉の前部に位置している。厚みのある灰白質の帯状の領域で、背外側領域、眼窩領域、腹内側領域の 3 つに分けられる。前頭前皮質は、脳内の別の領域に

情報を伝達する多様なニューロンで構成され (Tamminga, 2004)、視床、大脳基底核、脳幹と接続されている (Fuster, 2004)。

Fp2 の機能：脳の前頭前皮質で高次の働きが生じる (Carter, 2014)。実行機能と呼ばれる高次の活動には、個性の表出、行動の計画と実行、意思決定などが含まれる (Dahlitz, 2017)。さらに、実行機能は、競合思考を識別し、何が善で何が悪かを決め、結果を判断し、特定の目標に向かって努力し、社会規範の中で行動するといった人間的な能力と関連している (Dahlitz, 2017)。メンタルヘルスの問題や、大麻乱用、繰り返されるストレス要因は、脳の前頭葉と他領域間の情報伝達を少なくする可能性がある。前頭前皮質の働きが良好であれば、（乱用に対する）罪悪感が生じたり、不安が軽減されたりする (Dahlitz, 2017)。

機能不全：前頭前皮質、特に Fp2 における機能不全は、感情的な問題、イライラ、衝動性、パニック行動を生じさせる可能性がある。

第 5 章　前頭葉 (F3, Fz, F4, F7, F8)：「木を見る」と「木を見て森を見る」

　この章では、高度に洗練された、たくさんの重要な機能を持つ前頭葉に焦点をあてる。一般的に、左前頭葉はコミュニケーション能力（言語と書字）や、出来事の順序を理解することに関係している。左前頭葉が健全に機能していると、細部やデータに着目することができる。同様に、一般的に、右前頭葉は「全体像を見る」ために働き、より小さな情報を適切かつ有用な形で統合する。ここではそれらの機能不全および LORETA 画像、そして 2 つのニューロカウンセリング介入が脳の場所ごとに紹介されている。

左前頭葉 (F3)

F3 の位置：運動皮質は前頭葉の後方に位置し、ローランド裂の前方に沿って伸びている。シルビウス裂によって運動皮質と側頭葉が分かれている。

F3 の機能：F3 は運動プランニング、右上肢、右半身の微細協調運動、視覚性エピソード検索、気分高揚、物体処理、感情解釈、ポジティブ気分を司る

領域である（Russell-Chapin 2016）。運動皮質は、脳内の他の葉から情報を受け取る役割を担っている。この情報は身体運動を行うために利用される（Bergland, n.d.）。

機能不全：F3 の機能不全は、右下肢の粗大・微細運動のプランニング、視覚情報の検索、感情（抑うつ、否定的思考）、他者感情の解釈などにおける問題として現れる可能性がある。

右前頭葉（F4）

F4 の位置：F4 は右半球の前頭葉後部に位置する。

F4 の機能：運動皮質と呼ばれる部位であり、左四肢の運動プランニング、協調運動、運動遂行などの運動前機能・運動機能を司る（Chapin & Russell-Chapin, 2014）。運動プランニングとは、運動の協調やメンタルリハーサルを指す（Sheahan, Franklin & Wolpert, 2016）。F4 はまた、左四肢の微細協調運動にも関与しており（Chapin & Russell-Chapin, 2014）、例えば、親指で人差し指に触れたり、足の指をくねらせたりする時の筋肉の動きのように、特定の筋肉群がどのように協調して決められた作業を遂行するかに関する働きである。また、この脳部位は、意味性／エピソード性の言語検索、すなわち、思考や知識、記憶を話し言葉に変換する際にも活躍している（Chapin & Russell-Chapin, 2014; Swingle, 2016）。注意、衝動性、感情制御も、この脳部位の機能である。

機能不全：注意、衝動性、感情がうまく制御できない者では、F4 の場所で機能不全が示される。F4 は、プランニング、タスクの完遂、体系化、順序付けなどの認知的・感情的タスクや、感情の安定性・変動性に関連している。タイムマネジメント能力（時間を効率的に使うためにタスクを組み立ててそれを完遂する）は、F4 に関連する活動である。タイムマネジメントを成功させるためには、注意と衝動性を効果的に制御することが極めて重要である。なぜなら、気をそらさずに目の前のタスクに集中し、タスクを完遂するために必要なリソースを利用できる／アクセスできるように、自分自身をコントロールする必要があるからである。

　F4 の機能不全は、運動プランニングや運動コントロールに関連した身体症状として現れる。これは、特に左利きの場合、左手での書字が乱雑になったり、読みにくい字となったりするなどとして観察される。F4 における機能不全は、ボールをキャッチしたり、鍵でドアのロックを開けたりするなどの特定の身体作業を行う際の手の握り方や構えといった、器用さに関する協調運動の問題としても現れることがある。身体的な運動障害は発達の遅れのある子どもや自閉スペクトラム症者によくみられ、運動プランニングや遂行の遅れとして現れる (Gibbs, Appleton & Appleton, 2007)。

　F4 の機能不全が、言語失行 (または発語失行) として現れることもある。この症状は、発達に遅れのある子どもだけでなく、ADHD や自閉スペクトラム症の患者にもよく見られる (Printz, Mehlum & Nikoghosyan-Bossen, 2018; Schumacher, Strand & Augustyn, 2017)。言語失行は、認識される言語を生成する音節、声調、音などの言葉を発するのに必要な運動プランニングが困難な状態を指す。

正中前頭葉 (Fz)

　Fz の位置：Fz は頭蓋の中央部、鼻根部と Cz の間に位置する。

　Fz の機能：Fz は両下肢の運動プランニングの補助や、感情の抑制およびグルーミングに関わっている。Fz の機能不全ではよく、高ベータ波が多すぎることが原因となって過度な心配や強迫的な症状が現れることがある。

　機能不全：Fz における機能不全の問題は、注意や意欲の問題として見られる可能性がある。

左前頭葉 (F7)

　F7 の位置：F7 は脳の左半球にあり、Fz のすぐ左に位置する。ここにはブローカ野が存在する。

　F7 の機能：F7 の主な機能は言語表出および言語流暢である。加えて、F7 の一部は、視聴覚ワーキングメモリや気分制御に関与することがある。F7 にシータ波が多すぎると、特定の単語を探し出すことが困難になることがよ

くある。

機能不全：F7 における機能不全は、入力の制御や発話の問題を示す可能性が
ある。

右前頭葉（F8）

F8 の位置：F8 は前頭葉の右半球側、Fz のすぐ右に位置する。

F8 の機能：この領域の機能は以下の通りである。運動皮質は動作を作る役割
を担い、前運動皮質は動作を選択する役割を担う。前頭前野は認知的プロ
セスをコントロールしている。これらにより、正しい動作が正しい時間・
場所で行われるようになり、これらの特定の動作選択は、外的または内的
なキュー、自己知識、あるいは何かに対する反応として実行されるもの
である。F8 はまた、感情表出や、描画、内因性の気分制御、顔表情認識、
感情処理、視空間ワーキングメモリ、持続的注意なども補助している。

機能不全：F8 における機能不全は、韻律や他者の発話イントネーションに対
する過敏性に関与している可能性がある。

第6章　感覚運動野（C3, Cz, C4）：世界の動きを支える

この章では、感覚運動野を取り上げる。これらの領域における機能や機能不
全、LORETA 画像、それぞれの脳部位に対する2つのニューロカウンセリング
介入が紹介されている。

正中中心部（Cz）

Cz の位置：Cz は頭部中央、正中線上に位置する。中心溝と呼ばれる大きな溝
によって分けられた感覚野と運動野に接している。運動野は前頭葉の後方
に位置し、筋肉に直接的・間接的な信号を送って運動動作を制御する。感
覚野は頭頂葉にあり、環境からの感覚入力を取り込んでいる。頭頂葉は主
に体の向きや体位の認識、空間認識、注意といった働きを持つ。その動作
が意識的か無意識的かによって、前頭葉と頭頂葉の両方が動作実行時に働

くことになる。

　また、Czは大脳基底核の真上に位置している。大脳基底核は前脳の基底部にある神経核の集まりで、運動を選択・調節するフィルターとして機能したり、運動ルーチンを実行したりしている。大脳基底核には淡蒼球、被殻、線条体、黒質などの構造体がある。これらの構造体は、運動制御と筋運動に不可欠なものである。Czは、場所的にも機能的にも、感覚と運動に関係する脳領域であるといえる。

Czの機能：Czには様々な機能があり、その多くは感覚と運動に関係している。Czは感覚皮質と運動皮質にあり、その機能の多くは感覚入力と運動出力の統合に関係している。Czは前頭葉と頭頂葉の両方にまたがっているため、意識的な思考や運動動作のプランニングのほか、感覚情報や体位の認識にとっても重要である。また、視床（感覚情報をフィルタリングし、脳の様々な部位に伝達する脳領域）から情報を取り込むことで、視床の伝導路（遠心系）としても活躍している。Czは、人の感覚運動リズムや、感覚入力と運動出力・動作の協調においても重要な場所である。また、体の位置や動きを意識するための機能も有している。

機能不全：Czにおける機能不全は、多動や意欲の問題を引き起こす可能性がある。

左中心部（C3）

C3の位置：C3はCzとT3の間に位置する。C3は脳の様々な部位と連携して多様な機能を担っている。

C3の機能：右上肢（右腕や右手）の感覚運動統合が最大の役割である。書字、短期記憶、注意喚起反応にも関係している。

機能不全：C3で機能不全が生じると、クライエントの感覚運動統合が損なわれる。感覚運動統合が適切に行われることで、クライエントは予測された感覚フィードバックや運動指令に適切に反応することができる。C3のシータ波レベルが高いと、書字がうまくできなくなり、C3のベータ波レベルが高いと、運動過活動がみられる。

右中心部（C4）

C4 の位置：C4 は右半球の中心部に位置し、感覚野の溝に隣接している。

C4 の機能：C4 の主な機能は、感覚運動統合、気持ちを落ち着かせる、左利き（左手の器用な操作）、短期記憶の生成である。C4 における機能不全の主な原因は、ベータ波活動の上昇である。ヒトの脳で、C4 におけるベータ波活動の上昇が起こると、過覚醒が主な症状としてみられる（Chapin & Russell-Chapin, 2014）。C4 のすべての機能の中で、ベータ波活動の上昇による影響を最も受けるのは感覚運動統合である。

機能不全：感覚運動統合に異常がある場合、感覚入力が適切な方法で統合または体系化されず、これが自閉スペクトラム症の診断に関連する可能性がある。

第7章　側頭葉（T3, T4, T5, T6）：世界、自己、他者の統合

　この章では側頭葉に焦点を当てる。脳の場所ごとに、機能や機能不全、2つのニューロカウンセリング技法が紹介されている。左右の側頭葉は、調性、音、その他の聴覚情報を理解し、解釈する上で重要な役割を担っている。さらに、側頭葉は新しい情報を古い情報に取り入れるための重要な統合センターとしても機能している。

左側頭部（T3）

T3 の位置：T3 は左側頭葉の前方、耳のあたりに位置する。

T3 の機能：領域的には、側頭葉は通常、言語理解、感覚入力、記憶保持などの処理と関連している。T3 は特に、言語による記憶の形成や保持、音韻処理、聴覚、視覚記憶能力などの機能を有している。

機能不全：T3 でベータ波の割合が高い人は、記憶の問題、記憶の柔軟性の欠如、言語処理の問題などの症状や問題を呈する。また、シータ波の割合が高い人では、イライラ、ストレス、無気力などの問題が示される可能性がある。

右側頭部（T4）

T4 の位置：T4 は大脳皮質の右半球に位置する。特に、右側頭葉の前方にある一次聴覚野（右耳のそば）にある。

T4 の機能：まず、側頭葉は物体認識、感情、記憶を司どっている。次に、大脳皮質の右半球は、感覚入力、創造的能力、視覚／聴覚入力に対する認識、環境内で秒単位に生じる事象に対する空間的・時間的認識を担っている。側頭葉にある一次聴覚野は、耳で拾った音を処理する役割を担っている。より具体的には、右側頭葉の一次聴覚野が T4 の領域である。T4 領域の主な機能は、感情記憶や自伝的記憶の形成と貯蔵である。T4 は、聴覚、パターン認識、体系化、音楽の創造に関する能力だけでなく、パーソナリティの発達にも寄与する。T4 は、メロディー、声のトーンや感情的な性質に気づきを与え、解釈する。これは、歌唱や音色を変化させる力のほかにも、メロディーや感情的な経験を思い出すことにも関係している。何かを語りかける時、あるいは何かが聞き手の心に響く時に、T4 が気づきをもたらしてくれるのである。また、他者が嘘や偽りのある話し方をしている時に、それを察知するのにも役立つ。つまり、T4 は声のトーンに込められた意図を推し量っているといえる。悪意を察知すると、T4 は敵対的な反応をマネジメントするよう働く。このように、T4 は「感情の聞き手」であることが示唆されている。

機能不全：T4 におけるシータ波が多い場合、悲しみや怒りが表出される可能性がある。

左側頭部（T5）

T5 の位置：T5 は脳の左側頭葉に位置する。

T5 の機能：側頭葉はワーキングメモリ、言葉の意味の認識（ウェルニッケ野）、新しい情報の統合、言葉の検索、思考や行動の感情価判断（気質コントロールを含む）を補助している。また、短期記憶、内言語、論理的・言語的理解にも関わっている。

機能不全：左側頭葉における機能不全は、攻撃性、暴力的思考、挑発に対する

過敏性、妄想、言語記憶の低下、情緒不安定を伴う可能性がある。より具
体的には、シータ波の増大は、意味理解の低下、自発性、不注意を引き起
こし、ベータ波の増大は、混乱や読みに対するエフォートの増加、意味推
論の問題を引き起こす。

右側頭部（T6）

T6 の位置：T6 は側頭葉にあり、P4 の右側に位置する。

T6 の機能：T6 の主な機能は、顔や記号に対する認識を介した感情理解の強化
　　　である。長期記憶はここで活性化されるが、過剰なシータ波がこの機能を
　　　妨げることがある。

機能不全：T6 における機能不全は、顔や音のメロディーを記憶することの難
　　　しさとして現れる可能性がある。

第 8 章　頭頂葉（P3, Pz, P4）：
自身の体験や自己を取り巻く世界を認識する

　頭頂葉は、視力やパターン認識の領域で重要な役割を果たしている。また、
生の感覚情報の意味を理解したり、その情報を役に立つ知覚情報に変換したりす
るのにも役立っている。

正中頭頂部（Pz）

Pz の位置：Pz は頭頂葉に位置し、Cz の後部に位置する。

Pz の機能：Pz は空間関係や注意の切り替えに関する主要な機能を担っている。

機能不全：高ベータ波が多いと、固執した考えや過敏性を引き起こす可能性が
　　　ある。

左頭頂部（P3）

P3 の位置：P3 は頭部の左側、Pz のすぐ左、T5 と Pz の間に位置する。

P3 の機能：P3 の主な機能は、頭部の右側の知覚と空間関係の制御に関わるこ

とである。

機能不全：P3 における機能不全は、記憶や数字の想起、無秩序な思考の問題
　　　　　として現れる。

右頭頂部(P4)

P4 の位置：P4 は側頭葉の右側、Pz のすぐ右に位置する。

P4 の機能：P4 の主な機能は、頭部の左側の空間関係や認知処理を行うことで
　　　　　ある。

機能不全：ときに、P4 が過剰に活性すると、クライエントが被害意識を持つ
　　　　　ようになることがあるため、ここでは感情的・生理的な安全性に働きかけ
　　　　　ることが重要である。シータ波が多いクライエントでは、自己や反すうに
　　　　　集中しすぎることがたびたび観察される。

第9章　後頭葉（O1, O2）：認識とパターンを通して世界を視る

　左右の後頭葉は、視覚情報に対する解釈や認識に関して中心的役割を担って
おり、脳波で最も重要な「安静時律動」の１つ（一般的には後頭部優位律動と呼ば
れる）の座である。

左後頭部(O1)

O1 の位置：後頭葉は前脳の最後部の葉である。ヒトの脳の後頭葉の内面には
　　　　　明確な境界線がなく、通常は頭蓋骨の後頭骨によって特定される。O1 は
　　　　　その左半球にある。

O1 の機能：後頭葉はいくつかの視覚野からなり、眼に映る世界に関する地図
　　　　　を内包している。O1 は、視覚の右側、パターン認識、色、動き、白黒と
　　　　　エッジの知覚、視力、操作的で測定可能な記憶、夢に関連する情報処理を
　　　　　担っている。奥行きやエッジの視覚的認識、物・場所・人に関する知覚
　　　　　は、本人やその周囲の人々の日常的な移動や安全・安心に欠かすことがで
　　　　　きないものである。また、O1 は、読み書き、スペリング、読み書きの相

互理解、描画、物体の識別、場所の認識あるいは場所と自己との関係性の認識も司っている。

機能不全：後頭葉の機能不全は、パターン認識の困難さを引き起こす可能性がある。

右後頭部（O2）

O2の位置：後頭葉は前脳の最後部の葉である。ヒトの脳の後頭葉の内面には明確な境界線がなく、通常は頭蓋骨の後頭骨によって特定される。O2はその右半球にある。

O2の機能：O2は、視覚の左側、パターン認識、色、動き、白黒とエッジの知覚、視力、操作的で測定可能な記憶、夢に関連する情報の処理を担っている。奥行きやエッジの視覚的認識、物・場所・人に関する知覚は、本人やその周囲の人々の日常的な移動、安全、安心に欠かすことができないものである。

第10章　全体を振り返って

このまとめの章では、すべてのニューロカウンセリング介入を、通常のトークセラピーのセッションでどのように用いるかについて論じている。脳の相互関係を整理し、脳とその機能を理解することがカウンセリングの全体的な効果に対して重要であることを示している。

結語 ———

本章では、ニューロカウンセリングの紹介やその定義づけを行い、カウンセリングの専門性に対するニューロカウンセリングの付加価値や患者に対するインパクトについて論じた。また、読者が本書全体とその用途をイメージしやすくするために各章の要約を記載した。

文献

Anderson, J.A. (2020). Personal Communication, Head Map of Functions. Quantitative EEG (qEEG). (2014). Retrieved from www.aboutneurofeedback.com/neurofeedback-info-center/information-for-clinicians/adding-neurofeedback-to-a-practice/quantitative-eeg-qeeg/.

Bergland, C. (n.d.). Alpha brain waves boost creativity and reduce depression. Retrieved March 17, 2018 from www.psychologytoday.com/blog/the-athletes-way/201504/alpha-brain-waves-boost-creativity-and-reduce-depression.

Carter, R. (2014). *The Human Brain Book* (rev. ed.). New York: DK Publishing.

Chapin, T.J. & Russell-Chapin, L.A. (2014). *Neurotherapy and Neurofeedback: Brain-based treatment for psychological and behavioral problems*. New York: Routledge.

Collura, T.F. & Frederick, J.A. (eds.). (2017). *Handbook of Clinical QEEG and Neurotherapy*. New York: Routledge.

Dahlitz, M. (2017). Prefrontal cortex. *Neuroscience*. Retrieved from www.thescienceofpsychotherapy.com/prefrontal-cortex/.

Field, T., Jones, L. & Russell-Chapin, L. (2017). *Neurocounseling: Brain-based clinical approaches*. Alexandria, VA: American Counseling Association.

Fuster, J.M. (2001). The prefrontal cortex – Anupdate. *Neuron 30* (2), 319–333.

Gibbs, J., Appleton, J. & Appleton, R. (2007). Dyspraxia or developmental coordination disorder? Unravelling the enigma. *Archives of Disease in Childhood 92* (6), 534–539.

Ivey, A., Ivey, M.B. & Zalaquett, C. (2017). *Intentional Interviewing and Counseling in a Multicultural Society*. (9th ed). Boston, MA: Cengage Learning.

Kaplan, D.M., Tarvydas, V.M. & Gladding, S. (2014). 20/20: A vision of the future of counseling: The new consensus definition of counseling. *Journal of Counseling and Development 7* (92), 366–372. DOI:10.1002/j.1556-6676.2014.00164.x.

Montes, S. (2013, December). The birth of the neurocounselor. *Counseling Today 56* (6), 32–40.

Printz, T., Mehlum, C.S. & Nikoghosyan-Bossen, G. (2018). Verbal and oral dyspraxia in children and juveniles. *Ugeskrift for laeger 180* (12).

Russell-Chapin, L.A. (2016). Integrating neurocounseling into the counseling profession: An introduction. *Journal of Mental Health Counseling 38* (2), 93–102. DOI:10.17744/mehc.38.2.01.

Schumacher, J., Strand, K.E. & Augustyn, M. (2017). Apraxia, autism, attention-deficit hyperactivity disorder: do we have a new spectrum? *Journal of Developmental & Behavioral Pediatrics 38*, S35–S37.

Sheahan, H.R., Franklin, D.W. & Wolpert, D.M. (2016). Motor planning, not execution, separates motor memories. *Neuron 92* (4), 773–779.

Swingle, P.G. (2016). *Adding Neurotherapy to Your Practice: Clinician's guide to the ClinicalQ, neurofeedback, and braindriving*. New York: Springer.

Tamminga, C.A. (2004). Structure of the human prefrontal cortex. *American Journal of Psychiatry*

161 (8). https://doi.org/10.1176/appi.ajp.161.8.1366.

Thompson, M. & Thompson, L. (2015). *The Neurofeedback Book* (2nd Ed.). Wheat Ridge, CO: Association for Applied Psychophysiology and Biofeedback (www.aapb.org).

Villines, Z. (2017). Frontal lobe: Functions, structure, and damage. Retrieved from www. medicalnewstoday.com/articles/318139.php.

第2章

症例パトリスでみるニューロカウンセリング
デモンストレーションと神経解剖学：
安定と自立に向けた闘い

ロリ・ラッセル＝チャピン

症例パトリス：安定と自立に向けた闘い

　このケーススタディの目的は、本書の読者が普段のトークセラピーの中に、ニューロカウンセリングやニューロフィードバック実践を統合できるように援助することである。また、すべてのクライエントが恩恵を受けられるように、基礎的な神経解剖学の知識についても取りあげる。

　この章では、重度の機能不全を抱え、生きるのに必死だった若い女性を紹介する。パトリスと私が初めて会った日、彼女は私の部屋の壁に書かれた詩人 E・E・カミングスの「成長し、本当の自分になるには、勇気が必要である」という短いフレーズに気がついた。彼女はその意味を私に尋ねた。私は、彼女がそれをどんな意味だと思うのか質問してみた。そうして私たちは、人生を変えるためにカウンセリングを受けることがどれほど勇気のいることなのか、そしてそれは、時には他人から与えられた個人的信念を捨てたり、それに適応したりしなければならないことである、ということについてざっと話し合い始めた。パトリスは興味をそそられたようだった。

　それが私たちの始まりだった。パトリスは大学教育を受けた23歳の白人女性で、家族の紹介で当クリニックを訪れたことが分かった。彼女は30日間入所した療養センターから、躁病エピソードや妄想、奇行を理由に、しぶしぶこのセッションにやってきたのであった。パトリス（パット）はカジュアルな服装であった

が、衛生的には問題なかった。彼女は当時、家族と共に暮らしていた。最初の顔合わせには、彼女の母親も出席したが、2人の間に緊張感があるのは痛いほど明らかだった。2人ともがパットとの闘いの歴史を振り返った。パットにはこれまで躁病エピソードと誇大妄想の既往があった。これらのことを話している時、とりとめのない発話や現実感の喪失がエスカレートしているように思えた。パットのことをもっとよく知るために、母親に退室を依頼した。私はパットに、病院からの情報提供書を渡してほしいと頼むと彼女はそれを拒否したが、私が彼女の味方だと分かると、彼女は情報公開に同意してくれた。記録を手に取り、詳しく見てみると、病院の担当精神科医はパトリスを『現在精神病症状を伴う双極Ⅰ型障害（296.44. F31.2）』と診断していた。長く連なった薬リストには、抗精神病薬のセロクエル、気分安定薬のリチウム、頓服鎮静薬としてベンゾジアゼピンが含まれていた。彼女は大麻を乱用していたが、入院以来、吸ったり口にしたりはしていないとのことであった。当院での初期インテークと病歴聴取の結果、私は彼女を心的外傷後ストレス障害（F43.10）と診断した。

　私は彼女が呼ばれたい名を尋ねたが、彼女は気にせずパトリスと呼ばれることを希望した。また、彼女は、服薬による麻痺や体重増加を感じていることを教えてくれた。

　当時、私は大学院でカウンセリングの実習クラスの指導を担当していた。私は生徒たちに様々な背景を持つこの症例を提示し、このようなクライエントをどのように概念化し、治療すればよいと思うか尋ねた。それぞれの小グループの中で、生徒のほとんどが、担当医の診断は正しく、自分たちならばこの精神科医と協力しながら気分安定薬による治療を続けるだろうと答えた。また、トークセラピー、特に認知行動療法で、彼女の不合理な認知に働きかけることが必須であるとのことであった。学期の授業が進むにつれ、生徒たちは脳や、脳と行動の橋渡しをするニューロカウンセリングについて学習を深めていった。多くの精神疾患や脳疾患の根底には脳の機能不全があることを知った学生たちは、これまでとはまったく異なる方法でパトリスの治療計画を練り始めた。トークセラピーは依然としてカウンセリングの土台であったが、ニューロカウンセリングの方略を計画に導入し、クライエントに何を目標とするかを尋ねることが最も重要な要素と

なっていった。脳と行動についての理解を深めた学生たちは、カウンセラーの卵となり、これまでのような考え方や治療計画の概念化の仕方には立ち戻ることができなくなっていたのだ！

　パトリスと私が一緒に立てた治療計画は、まさにニューロカウンセリングそのものだった。ニューロカウンセリングのゴールの一つを、感情的・生理学的な自己制御力とパーソナルな安全性について学習することにした。パトリスは、薬を飲むことやその副作用に抵抗があった。彼女は自分の脳と身体をもっと理解したいと思っていた。彼女は自分自身を安定させるためのスキルを得たいと切望していた。

　パトリスと一緒にこれらのスキルに取り組んでいくのも魅力的だったが、これと並行して、大学院生らと一緒に脳の健康について検討するのもまた魅力的でやりがいがあった。さて、このケーススタディを通してパトリスと私が立てた治療計画を紹介し、本章の残りの部分では、それらに対応する神経解剖学的考察について述べることとする。

　パトリスは病院でかなり綿密な検査を受けていたため、心理社会的・医学的な既往などを繰り返し評価することはしたくなかった。ただ、彼女はニューロカウンセリングのアセスメントはまだ終えていなかった。私は彼女に、神経学的機能不全リスクアセスメント(図2.1)への記入を最初に求めた。

日付：

名前(もしくは子どもの名前)：　　　　　　年齢：

現在の問題、症状、訴え：

神経学的機能不全の原因となりうる各要因について、あなた(あなたの子ども)に当てはまるかどうかをご回答ください。

	はい	いいえ
1　遺伝的素因 祖父母、両親、または 兄弟姉妹に、精神疾患または学習障害(注意欠如多動症を含む)、心的外傷後ストレス障害(PTSD)、うつ病、全般性不安障害、薬物乱用、パーソナリティ障害、その他の重度の精神障害(双極性障害や統合失調症など)。	————	————

	はい	いいえ

2 出生前の曝露
妊娠中のストレス、向精神薬の使用、アルコール
または薬物の乱用、ニコチンの使用、遺伝子組み
換え食品、農薬、石油化学製品、プラスチックに
含まれる異種エストロゲン、重金属 (鉛／水銀)、
水中のヨウ素、臭素、塩素などを含む、環境毒素
への曝露の可能性。

3 出産時の合併症
切迫早産または吸引分娩、酸素欠乏、頭部外傷、
早産、難産または遷延分娩、へその緒の閉塞、ま
たは胎児の苦痛。

4 病気や高熱
細菌感染、インフルエンザ、溶連菌感染、髄膜炎、
脳炎、ライ症候群、またはその他の感染症や疾患
によって 40 度以上の発熱が持続。

5 現在の診断
精神的健康、身体的健康、アルコール依存、薬物
依存、または学習障害。

6 食生活の乱れ、運動不足、睡眠不足
加工食品や防腐剤、炭水化物 (砂糖や小麦粉)、遺
伝子組み換え食品、除草剤・殺虫剤・ホルモン剤
が扱われた食材などが多い食事、1 日の水分摂取量
が少ない、カフェインの摂取量が多い、十分な運
動 (20 分、週 5 回) がない、睡眠時間が 1 日 7 時間
未満。

7 情緒的に抑圧的な心理社会的環境
貧困、家庭内暴力、身体的・感情的・性的虐待、
アルコール依存または精神的に不安定な家庭環境、
感情的トラウマ、ネグレクト (育児放棄)、施設生活、
養育者の不十分な情緒または愛着。

8 中等度以上の頭部外傷
スポーツ外傷、転倒、自動車事故等による 1 回以
上の頭部外傷 (意識消失の有無は問わない)、また
は開放性頭部外傷、昏睡、脳卒中の経験がある。

9 長期にわたる生活の苦痛
最も一般的なものとして、金銭や仕事、経済、家
庭内の責任、対人関係、身の安全、健康に対する
心配や、持続的な不安、いらだち、怒り、疲労、
興味の喪失、意欲やエネルギーの低下、神経過敏、
身体的な痛みなど。

	はい	いいえ

10 ストレス関連疾患
心疾患、腎疾患、高血圧、肥満、糖尿病、脳卒中、
ホルモン異常、免疫異常など。　　　　　　　　　　_____　　　_____

11 長期にわたる服薬、薬物乱用、その他の依存症
合法または非合法な薬物の使用、薬物乱用または
中毒（アルコール、ドラッグ、ニコチン、カフェイン、
医薬品、ギャンブル、セックス、浪費など）、スク
リーン技術の使い過ぎ（携帯電話、ビデオゲーム、
テレビ、コンピュータ、インターネットなど）。　　_____　　　_____

12 発作性障害
出生時の合併症、脳卒中、頭部外傷、感染症、高熱、
酸素欠乏、遺伝的疾患によって引き起こされるて
んかん、偽発作、てんかん様発作。　　　　　　_____　　　_____

13 慢性疼痛
事故、怪我、疾患の過程と関係する背部痛、頭痛、
片頭痛、頚部痛、顔面痛、線維筋痛症など。　　_____　　　_____

14 外科麻酔、化学療法、加齢
軽度認知障害、不眠症、うつ病を引き起こし、感
情的トラウマ、喪失と悲嘆、慢性疾患、身体的衰弱、
運動能力の低下、身体的・社会的・感情的な孤独、
経済的安定性の低下と関連。　　　　　　　　　_____　　　_____

**15 過度な情報技術、ビデオゲーム、テレビ、スクリ
ーン時間**
仕事や学校以外での１日２時間以上の利用は、
ADHD、てんかん、欠神発作、認知機能低下、認知
症、アルコールまたは大麻乱用に似た脳活動を引き
起こす可能性がある。　　　　　　　　　　　　_____　　　_____

スコアリングと解釈：　　　　　　　　　　「はい」と答えた数の合計

概して、「はい」の数が多ければ多いほど、重大な神経学的機能不全のリスクが高
くなる。ただし、１つでも重度の「はい」があれば、重大な神経学的機能不全の原
因となる可能性があり、結果的に、深刻な精神的・感情的・身体的・認知的な障害
を引き起こす可能性があるため、さらなる評価と個別に設計されたニューロフィー
ドバックトレーニングが有益である。

図 2.1　神経学的機能不全リスクアセスメント（©Ted Chapin, Ph.D.）

　パトリスは4つのカテゴリー（"遺伝的素因"、"現在の診断"、"長期にわたる服薬、薬物乱用、その他の依存症"、"過度な情報技術の使用"）で「はい」をつけた。採点の指示によると、1つでも「はい」があれば脳の機能不全が疑われる。この自己報告表はパトリスにとって素晴らしい教育ツールになっただけでなく、私にとっても治療を導いてくれる情報源となった（詳細は第3章参照）。パトリスは続けて、簡単な症状チェックリストに記入した。このチェックリストは、彼女が現在気になっている問題に対するベースライン評価であると同時に、目標設定のためのもう一つの手段でもあった（図2.2）。カウンセリングとニューロフィードバックを始める前のパトリスは、これらの62症状のうち31の症状にチェックをしていた。

患者の名前：＿＿＿＿＿＿＿＿＿＿＿＿＿＿＿＿＿＿＿＿＿＿＿

評価者：＿＿＿＿＿＿＿＿＿＿＿＿＿＿＿＿　日付：＿＿＿＿＿＿＿＿＿

初回アセスメント：
　　（1）該当する問題があれば、左の欄にチェックを入れてください。
　　（2）上位10位の問題に〇をつけてください。
　　（3）上位3位の問題に＊をつけてください。

毎回の10セッション：NFBを開始してからの変化を、以下の基準を用いて評価してください。
S＝変わらない　　I＝改善した　　M＝とても改善した　　NA＝あてはまらない

Cz
＿＿＿　＿＿＿　物または語を視覚的に認識するのが難しい
＿＿＿　＿＿＿　情報の保持
＿＿＿　＿＿＿　短期記憶
＿＿＿　＿＿＿　もやがかかった考え
＿＿＿　＿＿＿　読解力の乏しさ
＿＿＿　＿＿＿　読みや問題を解くのが疲れる
＿＿＿　＿＿＿　精神的なだるさ
＿＿＿　＿＿＿　多動、落ち着きがない、じっと座っていられない
＿＿＿　＿＿＿　静かにできない、身体を落ちつかせることができない
＿＿＿　＿＿＿　眠れない
＿＿＿　＿＿＿　頭痛
＿＿＿　＿＿＿　慢性痛の管理／対処
＿＿＿　＿＿＿　チック、身体の震え、不随意筋の痙攣
＿＿＿　＿＿＿　運動性の発作
＿＿＿　＿＿＿　饒舌
O1
＿＿＿　＿＿＿　感情的トラウマまたは外傷性ストレス
＿＿＿　＿＿＿　質の低い睡眠
＿＿＿　＿＿＿　芸術的な興味や技術への没頭

——	——	疲れやすい
——	——	病気にかかりやすい
——	——	怖がり
——	——	眠ったまま起きられない、または睡眠が浅い
——	——	夢を見ない、または悪夢をみる
——	——	思考が駆け巡る、不安
——	——	安らぎが少ない
——	——	セルフメディケーション（アルコール、薬、食べ物）
——	——	認知効率が悪いまたは考えるのが難しい

F3

——	——	不幸せ
——	——	価値がないと感じる
——	——	楽しみがほとんどない
——	——	ネガティブな自己会話
——	——	うつ気分
——	——	情報検索の乏しさ
——	——	エネルギー／意欲／興味の喪失
——	——	線維筋痛症／慢性疲労
——	——	加齢に伴う認知／記憶の問題
——	——	興味に対する過度な集中または極端に堅苦しい行動
——	——	痛みへのこだわり
——	——	睡眠を妨げる忙しい思考
——	——	顕著な学習や認知の障害

F4

——	——	イライラしやすい
——	——	不安な気分
——	——	怒りやすい
——	——	衝動的
——	——	感情の起伏が激しい、感情が爆発しやすい
——	——	反抗的または傲慢
——	——	他者に対する無関心／無反応
——	——	感情表出が限定的
——	——	発達の遅れ／社会的ぎこちなさ

F3/F4

——	——	不注意、夢想、注意散漫
——	——	無秩序、計画性や順序だてのなさ
——	——	集中の維持または課題をやりつづける

Fz

——	——	頑固者、「我が道を行く」
——	——	集中力の維持
——	——	物忘れ
——	——	心配性
——	——	強迫的、反復行動
——	——	強迫観念、煩わしい考え
——	——	過度な消極性
——	——	快活すぎる、開放的すぎる、懐柔的すぎる
——	——	物事を手放せない
——	——	ネガティブにとらわれる

図 2.2　問題チェックリストと症状評価フォーム

　さらに、私はパトリスに19チャンネル脳波（EEG）を提案することが可能で
あった。彼女の19チャンネル検査の結果は、治療をカスタマイズするのに非常
に役立った（図2.3）。彼女のEEGは、左前頭葉および前頭葉全体におけるシー
タ波の多量混入、左前頭前皮質のアルファ波の過活性、左前頭前皮質および中

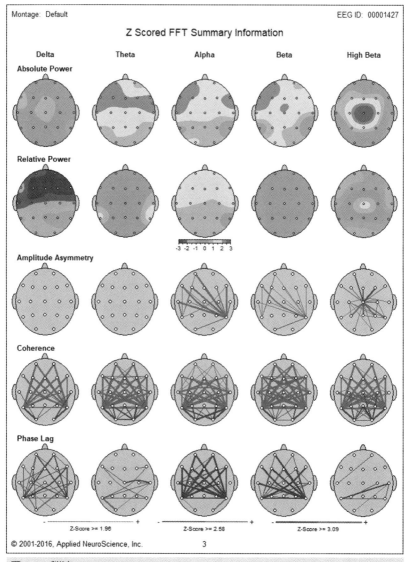

図2.3　脳波

前頭皮質での低ベータ波・高ベータ波の過活性を示しており、とくに、頭部中央の Cz では平均から 3z 得点も離れた極端な過活性が示された。「コヒーレンス（coherence）」（脳波が互いにどれくらい伝達し合っているかの意味を指す）と記載された行をみてみると、前頭部から後頭部中央にかけての相互干渉が強すぎることが分かった。これらの画像結果から、パトリスと私は、彼女の躁病エピソードがどのように、そして、なぜ起こっているのかを視覚的に理解することができたのである。

　すべての患者に 19 チャンネル脳波計が必要と言うわけではないし、また、そのようなリソースが手元にない場合もあるだろう。しかし、慢性的なクライエントにとっては、実際の症状を数値化し、治療をカスタマイズするのにこのような検査レポートが役に立つと思われる。学会認定のニューロフィードバック専門家にクライエントを紹介すれば、治療計画やプロトコールを「微調整」するための詳細な評価を行うことができる。私はパトリスのアセスメント結果をすべて組み合わせながら、治療計画を最終的に決定した（詳しくは第 3 章を参照）。パトリスが報告した症状のうち 7 つは、脳の感覚運動野の一部である Cz に起因することが多い。また、この領域は彼女の EEG の結果上で最も活性していた場所でもあった。私はトークセラピーと、そして可能なら、Cz（耳と耳の間にある脳のちょうど中央）へのニューロフィードバックを始めるべきだと考えていた。

　トークセラピーでは、交感神経系を素早く落ち着かせるための基本的なバイオフィードバックとニューロカウンセリングの技法を中心にすることにした。パトリスは横隔膜呼吸、皮膚温コントロール、心拍変動（HRV）に取り組んだ。私のクライエントにはみな、自宅で練習できるように手のひらサイズの携帯型体温計を渡している。彼女の末梢皮膚温のベースライン値は 85 度から 92 度[1]で安定していた。最高のパフォーマンスや集中力を発揮するのに必要な皮膚温は 91 度[2]とされることが多い。パトリスは、Inner Balance というスマートフォン版の HRV デバイスを購入し、それを使って毎日練習した。

　トークセラピーの中で、睡眠衛生や良好な食生活、毎日 20 分以上の運動（Ivey,

---

1)　華氏（℉）。摂氏では約 29.4℃〜約 33.3℃。

2)　摂氏、約 32.8℃。

Ivey & Zalaquett, 2014）といった、治療的なライフスタイル変化に取り組んだ。パトリスがライフスタイルの健康度調査票に回答したところ、5つの項目が高得点で、残りの項目は低得点だった。この情報は、私たちが進めていた治療の中に、さらなる目標を追加するために役立った。彼女の母親とは、何度か合同カウンセリングを行い、2人の間の境界や制限の基準を設定した（図2.4）。

　彼女からの報告によると、症状は徐々に減っていったものの、感情の平板化が残ったままだった。私たちは精神科医との連携を開始したが、パトリスが薬をやめるには少なくとも1ヶ月は機能が安定していることが必要だということであった。

　パトリスはニューロフィードバックにとりかかることを希望した。彼女の19チャンネルEEGの結果や他の自己報告の内容をもとに、機能不全を起こしている脳部位に働きかけるための具体的なプロトコールを含めたニューロフィードバック（NFB）の治療計画を作成した。NFBの最初の5セッションでは、12-15ヘルツのリズムで感覚運動野を働かせ、中枢神経系を落ち着かせることから始めた。低くなっているベータ波を強め、高くなっているアルファ波やシータ波を抑制することとした。

　LORETA脳画像や、機能不全を起こした領域を標的とする具体的なニューロカウンセリング介入を取り扱った後半の章でも紹介されているように、パトリスに関しても、私たちは症状チェックリストに対する彼女自身の懸念事項や、自己報告・QEEGsの結果にそって、彼女のニーズに取り組み続けた。パトリスは20回のNFBセッションをやり遂げることができた。私たちは当初、1回20分のNFBを週2回行うことでNFBセッションを開始した。トークセラピーとNFBセッションを合わせて行うことで、両者の良いところを取り込むことができた。今回のセッションを踏まえて、私はパトリスに、セッションの合間に皮膚温コントロールか横隔膜呼吸を練習するホームワークに取り組んでもらうことにした。

あなたのライフスタイルはどのくらい健康的ですか？

名前 ＿＿＿＿＿＿　性別 ＿＿＿＿＿＿　年齢 ＿＿＿＿＿＿

人種／民族 ＿＿＿＿＿＿　日付 ＿＿＿＿＿＿

あてはまるものに○

快ストレス／ストレスレベル：あなたのストレスのレベルはどの程度ですか？

1	2	3	4	5					
快いストレス。人生は総じて穏やかで面白い。大小のストレス要因がほとんどなく、ストレスがあっても回復がとても早い。楽しい、幸せな人生である。	自己管理できる。ストレス要因は応介者であるが、回復に至ることができる。時のストレス要因には強いストレス要因もある。人生は順調である。	時には毎日ストレスを感じ、眠れなくなることがある。過去のストレスフルな出来事がまだ存在しているが、全体として、人生は順調である。	ストレスやプレッシャー、睡眠の問題を絶えず感じ、昔の出来事がまだ存在していない。爆発することもあるが、なんとか生活は問題がなる…が…。	慢性的なストレス、疲れ、怒り、悲しみ、睡眠障害の蓄。爆発のしやすさ、バランス感、コントロール不能感がある。人生を変える必要がある。	1	2	3	4	5

1. 運動：どのくらいの頻度で運動（散歩、水泳、自転車、ガーデニング、ランニング、ロッククライミング）をしますか？

1	2	3	4	5					
週に5-7日	週に4-5日	週に2-3日	時折	カウチポテト	1	2	3	4	5

2. 栄養：いつもの食生活は？

1	2	3	4	5					
ビーガン、ベジタリアン、魚	低脂肪、赤身肉、果物、野菜	地中海-パレオ式の食事	アメリカの標準的な食事	ファストフード、揚げ物、砂糖	1	2	3	4	5

3. 睡眠：毎晩の熟睡している時間はどれくらいですか？

1	2	3	4	5					
7-9時間	7時間	睡眠の課題がある	多くの薬が必要	非常に難しい	1	2	3	4	5

4. 社会的交流：親しい関係。家族、友人、グループなど、他者とのつながりはどの程度ありますか？

1	2	3	4	5					
よくつながっている	つながっている	友達、いくつかのグループ	どちらかといえば社会的	（対人的に）孤独、怒り、悲しみ	1	2	3	4	5

4a. 親密さ、性生活：あなたは性生活にどの程度満足していますか？

1	2	3	4	5					
非常に	中程度	どちらかといえば満足	どちらかといえば満不満	関心がない	1	2	3	4	5

5. 認知的作業：ワクワクするような認知的作業にどれだけ積極的に取り組んでいますか？

1	2	3	4	5					
常に学び、新しさを探求することに喜びを感じる	関与的、積極的	適度に興味を持ち、読書やパズルをいくらか	時々、週3時間以下	取り組んでいない	1	2	3	4	5

6. 文化的健康、文化的アイデンティティ：文化的アイデンティティの自覚や、自分自身に影響を与える文化的問題を認識していますか？

1	2	3	4	5					
自己と他者への共感、関係の中の自己、人種/民族などの意識、人生観を認識している	前者のうちどちらかというと、もう2つの意識や人生観を認識している	前者のいずれか1つ観を認識している	わずかに問題意識がある	抑圧的。現実的な人生観はない	1	2	3	4	5

7. 瞑想、ヨガなど：どのくらい実践していますか？

1	2	3	4	5					
毎日	週3-4回	意識的に、時々	やっていない	高度で実践することができない	1	2	3	4	5

8. 薬物・アルコール：アルコールや他の薬物を使用していますか？

1	2	3	4	5					
ない	ほどほど	生活の一部になっている	熱中している	依存	1	2	3	4	5

9. 医薬品またはサプリメント：起こり得る問題や、医師との適切なコンタクトをどの程度認識していますか？

1	2	3	4	5					
定期的に医師にコンタクトし、指示に従っている	よくコンタクトしている	時折、指示に従うのが難しい	めったにない	まったくない	1	2	3	4	5

10. ポジティブ思考／楽観性／幸福：レジリエンスや、ポジティブな態度をもち、幸福感に満ちていますか？

1	2	3	4	5					
レジリエントで、ポジティブで、楽観的である	ほとんどいつもそうである	いつも。ずっとではない	めったにない	ごくまれ	1	2	3	4	5

11. 信念、価値観：有意義な人生を過ごすためにどの程度取り組んでいますか？

1	2	3	4	5					
生活の中心	積極的	ときどき取り組んでいる	一度もない	関心がない	1	2	3	4	5

#	質問	1	2	3	4	5
11a.	スピリチュアリティ、宗教性：スピリチュアルな活動や宗教的な活動に参加していますか？	毎日	週に2-4日	週に1回	休日のみ	信じていない
12.	自然／緑／庭：どのくらいの頻度で外遊びや自然体験をしていますか？	よく屋外で活動する	よく外に出かける	ときどき	めったにない	ほとんどない
13.	喫煙：タバコを吸いますか？「吸う」であれば、どれくらい吸いますか？	まったくない	吸わないが、副流煙に接している	禁煙した	禁煙しようとしている	吸っている
14.	スクリーン時間（TV、携帯電話、iPad、パソコン）：スクリーンの前にいる時間は合計どのくらいですか？	なし	毎日2時間以内	毎日4時間	毎日6時間以上	止めない（ずっと）
15.	休息・趣味：レジャーやリラックスできる活動をどれくらい行っていますか？	毎日何かをしている	週5-6時間	週3-4時間	限定的でストレスがある	ワーカーホリック／ストレスフル
16.	教育：最終的にあなたが達成した教育レベルはどれですか？	大学（本格的な専攻）	大学	通信大学	高校／GED	中退
17.	金銭と特権：あなたの経済状況は？人種やその他の要因によって特別な恩恵を受けていますか？	すべてを持っている、恵まれている	快適	手に入れようとしている	ギリギリではあるが、大丈夫	貧しい、虐げられている
18.	他者援助／コミュニティへの参加／社会的公正活動：他者やコミュニティにどれくらい援助に関わっていますか？	毎日	毎週	よく	時間がない	破壊的
19.	芸術、音楽、ダンス、文学：自分の芸術的な能力を発揮する機会がどの程度ありますか？	毎日	週に何回か	ある程度	たまに	ない
20.	楽しみ、ユーモア、生きる力、無理をしない、やりすぎない：どれくらい幸せか、または楽しいと感じますか？	人生って素晴らしい	ほとんどの時間を楽しんでいる	そこそこ幸せ	たまに	ない

全般的なライフスタイルの自己評価

項目	1	2	3	4	5					
仕事：仕事あるいは退職後の活動はどの程度行っていますか？	正規雇用。または、退職したが退屈していない	非正規雇用。または、退職後に活動している	臨時の仕事。または、問題は無いが時々退屈を感じる	無職。または、退屈	働くことをあきらめた。非活動的で憂うつ	1	2	3	4	5
コントロール：自分の人生をどれだけコントロールできていますか？	自分の人生を完全にコントロールできている	ほとんどコントロールできている	ややコントロールできている	コントロールはあまりできてない	コントロール不能	1	2	3	4	5
健康：どの程度健康的ですか？	とても健康的	たまに問題がある	悪くないが、もっと良ければ	大きな問題がある	非常に悪い	1	2	3	4	5
安定性：現在の生活は安定していますか？	とても安定している	ある程度安定している	時には良いが、時には悪い	不安定	混沌としている	1	2	3	4	5
レジリエンス：人生の試練から立ち直る力	すぐに戻ってくることができる（回復できる）	一時的に困る	かなり心配する	困難だが、やる	圧倒される	1	2	3	4	5
満足度：現在のライフスタイルにどの程度満足していますか？	非常に	まあまあ	やや	不満足	無力である	1	2	3	4	5
活動：ウェルビーイングを高めるための変化を起こす準備ができていますか？	変化の準備ができている	変わりたい	考えている	いくらか関心がある	関心がない	1	2	3	4	5

(Allen Ivey, Mary Bradford Ivey & Carlos Zalaquett © 2014)

図 2.4　ライフスタイルの健康度調査票

　その後のあるセッションで、パトリスは NFB 中に映画『ダヴィンチ・コード』を観ていた。私たちは Fz から Pz までの脳の正中線（第 5 章参照）で、シータ波、アルファ波、ガンマ波（それぞれの頭文字をとって TAG）の同調訓練を行っていた。私は、EEG 記録をみて、アルファ波とシータ波が連動していることに気がついた。その時、彼女の前頭部が後頭部の Pz と伝達し合っていることに気づいたのである。これはコヒーレンスと呼ばれるもので、私は映画を止めて、彼女に何を感じていたのかを尋ねてみた。彼女は穏やかに「リラックスして、そして、強い女性捜査官にパワーをもらっていたわ」と述べた。私はその言葉を彼女のノートに書き留め、セッションの残りを続けた。この言葉のおかげで、次に彼女と会うまでに、どのようなホームワークが必要かを知ることができた。パトリスが帰宅する時に私は、いら立ちを感じた時にはいつでも、またさっきのリラックスして力がみなぎった状態を探してみるように念を押した。10 回の NFB セッションが終わった時、再び症状チェックリストを用いて、パトリスにそれらの症状／行動が「変わらない、改善した、とても改善した」かを記入してもらった。パトリスは、カウンセリングを開始した 3 ヶ月前に比べて、31 の症状のうち 5 つが改善したことを振り返った。

　11 回目のセッションの後、パトリスが仕事を見つけたため、NFB のセッションを週 2 回から週 1 回に変更することになった。それは私たちの意向ではなかったものの、ある研究 (Thompson & Thompson, 2015) では NFB は神経可塑性を生み出し、さらなる機能不全が生じない限り改善は維持されることが分かっていた。私たちは残りの期間、欠かさずに週 1 回会い続けた。20 回の NFB セッションが終わった時、パトリスと彼女の母親は、19 チャンネル EEG の治療後検査を希望した。彼女の結果は、質的にも量的にも驚くべきものだった。再度、パトリスから得られたすべてのデータから、彼女のニーズに基づいて次の 20 セッションをカスタマイズすることができた。20 回のセッションが終了した時、症状チェックリストに再度記入した。この時、パトリスは 31 の症状がすべて改善したと報告した。最後の面談の中で、彼女は「リラックスすると同時に集中できている」と話した。最後の QEEG を依頼したが、予定していた日は COVID-19 パンデミックによる隔離時期になってしまった。電話による報告では、パトリスは現在、す

べての薬をやめ、良好な生活を送っている。彼女は毎日運動を続け、良い食生活を送り、健康的な睡眠衛生を保っているとのことであった。

神経解剖学と脳波

　本書の第 2 部では、「頭部機能マップ」を使って、それぞれの章で各脳部位の位置と機能に関する詳細な情報が紹介されている。それらのニューロカウンセリング介入について読み進める前に、私たちがパトリスをはじめ、多くのクライエントと共有している心理教育的な神経解剖学情報を紹介する。脳と身体に関するごく基本的な情報を理解するだけで、だいたいのケースは十分である。時には、「もっと深く知りたい」と求めるクライエントもいるが、その際には喜んで情報を提供する。本章ではまず、楽しんで学ぶ脳クイズを紹介し、その後、より深く知識を掘り下げていくことにする。

　基本的な事柄をクライエントに説明するために、正／誤を判断する脳クイズを作った。まずはこのクイズに取り組んでみてほしい（図 2.5）。各解答についての解説をそのあとに記載している。ここで提供されている情報は主に 3 つの資料（Russell-Chapin, 2020; Field, Jones & Russell-Chapin, 2017; Chapin & Russell-Chapin, 2014）を参照している。脳と身体についてさらに詳しく知りたい場合は、これら 3 冊のいずれかを参照されたい。

　ここでは、「脳クイズ」の解答と、クライエントのお役に立てるような各問題への解説を載せておく。

1.　成人の人間の脳の重さは約 4 ポンド（1,814 グラム）である。
2.　私たちのライフスタイルは、脳の働きに影響を与える。
3.　脳内で活動できるニューロンの数はおよそ 3 億個である。
4.　人間の脳は 4 歳までに完全に発達する。
5.　脳は可塑的で、柔軟な器官である。
6.　親が思春期の子どもに「何を考えていたんだ」と言う時、彼らの間違った判断に対する合理的な説明が必要である。

7.　身体運動は、脳を成長させる大きな要因の 1 つである。

8.　セロトニンの大半は脳で作られる。

9.　65 歳以上の人は、新しい神経細胞の経路を作ることができない。

10.　私たちの脳は、過剰に覚醒したり覚醒が弱くなったり、不安定な状態で働くことが多い。

11.　脳は脳自身を自己制御することを学ぶことができない。

12.　アルファ波は、今あなたがこの本に注意を向け、集中するための脳の電気的周波帯域である。

13.　ニューロセラピーやニューロフィードバックは、脳の機能不全に対する効果的な治療法として科学的に証明されていない。

14.　私たちは脳の 10％程度しか使っていない。

（出典：Lori Russell-Chapin）

図 2.5　脳クイズ：正しい or 間違い？

脳クイズ　解答

1. 誤

　一般的な人間の脳の重さは 3 ポンド（約 1,300 ～ 1,400 グラム）である。両こぶしを合わせると、ちょうどそのくらいの大きさと形になる。脳はゼラチン質で、そのほとんどが水分、脂肪、蛋白質で構成されている。うまく機能するためには多くのエネルギーが必要であり、体内の酸素の約 20％と、体内のブドウ糖の約 25％が消費されている。

2. 正

　正常で安定した脳は、情報を非常に速く、正しく取り込む。そのためには、脳と身体が健康で、様々な面において脳と身体がコミュニケーションを取れていることが必要となる。どんな生活を送るかがとても重要で、より多くの人と関わり、活動的な生活であればあるほど良い。適切な栄養、睡眠衛生、精神的・身体的な運動といったウェルネス・アプローチを取りながら生活を送ることがベストである。

3. 誤

　脳内では約860億個の神経細胞が発火している。これらの神経細胞はそれぞれ1万個のシナプスに接続しているため、結果的に86,000兆個以上のシナプス結合を形成している！私たちの脳は、実に驚くべきものである。

4. 誤

　「4歳」というのが定説ではあったが、研究の結果、脳は20代後半に完全な成熟を迎えると考えられている。

5. 正

　脳は、周囲の雑音からカオス、秩序に至るまで、あらゆるものに同調する。可塑性があり、ネガティブな方向にもポジティブな方向にも、新しい神経回路を成長させる能力を有している。ネガティブな可塑性は破壊的行動や依存にみられる。ポジティブな可塑性は新しい言語の習得などの建設的な行動で認められている。

6. 正

　脳は後頭部から前頭部にかけて発達する。前頭前野は最後に成熟するため、思春期の脳はよりリスキーで、不適切な選択をすることがよくある。

7. 正

　身体運動は、脳と身体の機能を良好に保つために役立つ。心拍数を1分間上げる有酸素運動を1日20分以上行うことがよく推奨されている。運動は、体に目覚めを促す脳由来神経栄養因子（BDNF）を誘発し、インスリンホルモンや心筋ホルモンと協力して学習を活性化させる。また、筋力トレーニングは骨を健康に保ち、テロメアを保護[3]する。

8. 誤

　セロトニンの多くは腸で生成される。細菌叢（微生物叢）・腸・脳連関は私たちの健康全般にとって重要である。腸管神経系には、その働きに関連する600以上のニューロンが存在する。腸は多くの精神的健康の問題に関連しており、何を食べるかは重要である。

---

3) テロメアは染色体の末端にある構造で細胞の寿命に関与。筋肉トレーニングがテロメアに及ぼす影響の科学性は十分には確立されていない。

9. 誤

　健康的な活動にチャレンジすることを脳は必要とし、また、脳はそれを望んでいる。脳は新しいタスクやスキルを学ぶのが好きである。私たちは何歳になっても、学び、成長し、新しい神経回路を発達させ続けることができるのはもちろんのこと、特に高齢者においては、健康的で積極的なライフスタイルがこの成長に不可欠な役割を果たす。

10. 正

　往々にして、私たちが生きているゆえに、脳が機能不全を起こすことはよくある。第 2 章の冒頭で、「神経学的機能不全リスクアセスメント」を用いて、機能不全の様々な原因について説明した。脳のどこで機能不全が起こるかにもよるが、脳機能が損なわれると、脳が過剰に興奮して、不安や焦燥といった行動を起こすことがある。脳の特定の場所で活性レベルが落ちると、うつ病や無気力といった行動変化をもたらすことがある。不安定な脳は、脳波の状態を切り替えにくくするため、双極性障害(症)や不眠症などの行動を引き起こす可能性がある。

11. 誤

　健康であれば、脳は自己制御機能を有する器官である。私たちは、生活習慣や日々のスキル実践（横隔膜呼吸や皮膚温コントロール、心拍変動などのリラックスや集中を促進するスキル）を通して、脳が再び自己制御を学ぶことを促すことができる。ニューロフィードバックやニューロカウンセリングのスキルも、脳に再制御を教えることを支援するものである。

12. 誤

　脳波の持ついくつかの特徴を理解することは、カウンセラーやクライエントにとって重要である。図 2.6 は実際の脳波とその機能を示している。脳波は往々にして、対応する行動によく似ている。例えば、デルタ波はベータ波より遅いので、この遅い波は睡眠などのゆっくりした行動を誘発すると予想できる。この問題の正解は、13 〜 15 ヘルツ前後の低ベータ波が読書への注意力や集中力を維持する、となるだろう。脳波の種類を覚えるには、Do Think About Brain Growth という覚え方が役に立つかもしれない。D はデルタ、T はシータ、

Aはアルファ、Bはベータ、Gはガンマを表す。他にも脳波はあるが、これら
が主要な脳波の種類である(Chapin & Russell-Chapin, 2014)。

13. 誤

ニューロフィードバック(NFB)は、治療効果についての有効性が評価されて
いる。NFBは、多くの障害、特に注意欠如多動症（ADHD）に有効であること
が分かっている。

14. 誤

これは何年も前からいわれている俗説である。私たちは皆、脳を100％活用
している。しかし、機能不全が起こると脳の効率は悪くなる。クライエントの
自己制御スキルの学習を支援することで、脳をより体系化し、より効率的にす
ることができる。

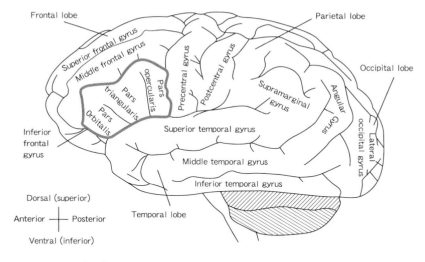

Frontal lobe= 前頭葉；Parietal lobe= 頭頂葉；Temporal lobe= 側頭葉；Occipital lobe= 後
頭葉；Superior frontal gyrus= 上前頭回；Middle frontal gyrus= 中前頭回；Inferior frontal
gyrus= 下前頭回；Pars opercularis= 弁蓋部；Pars triangularis= 三角部；Pars orbitalis= 眼
窩部；Precentral gyrus= 中心前回；Postcentral gyrus= 中心後回；Supramarginal gyrus= 縁
上回；Angular gyrus= 角回；Superior temporal gyrus= 上側頭回；Middle temporal gyrus=
中側頭回；Inferior temporal gyrus= 下側頭回；Lateral occipital gyrus= 外側後頭回

図 2.6　脳波とそれらの機能

より包括的な脳の概観

『The Neurofeedback Book』中での Thompson & Thompson（2003）や、『Brain Change Therapy』中での Kershaw & Wade（2011）、また、Chapin & Russell-Chapin（2014）、Jones（2017）、Russell-Chapin（2020）はみな、脳と基本的な神経解剖学に関する記述的かつ簡潔なレビューを提供している。以下に、これらの内容をまとめた。これらは全般的なレビューであり、脳の主要な構造と機能に焦点をあてている。

脳の構造と機能

　第2部では19個の脳部位それぞれについて紹介している。ここでは、脳の基礎知識に関する一般的な説明を記載する。脳は、前脳、中脳、菱脳(りょうのう、後脳ともいう)、という3つの主要な領域に分けることができる。前脳は高次の理性や実行機能の座である。またの名を、(大脳)新皮質ともいう。中脳は感情と意欲をコントロールし、大脳辺縁系に関わっている。菱脳は私たちの生存本能と自律神経機能の起源となる場である。これらの3部位からなるモデルは「三位一体脳」[4]と呼ばれている(Chapin & Russell-Chapin, 2014; Russell-Chapin, 2020)。

▪ 前脳

　前脳は視床、視床下部、大脳からなる。大脳には大脳皮質と大脳基底核があり、大脳辺縁系につながっている。脳の中で最も大きなこの領域は、中脳と大脳皮質の間の情報伝達を司っている。視床下部は下垂体と共に、体内の内分泌（ホルモン)活動をコントロールしている。これによりホメオスタシス(心拍数、血管収縮、体温、血圧、消化、体重など）が維持される。前脳はまた、社会的相互作用、学習、ワーキングメモリ、発話、言語、習慣の制御などの複雑な行動の指揮者でもある。

---

4) ポール・マクリーン博士によって20世紀半ばに提唱されたモデル。原始的な生物からヒトへの直線的な進化を仮定していることから、現在では否定的な意見も多いが、多くの教科書に登場し、直感的にも分かりやすいモデルとして扱われている。

▪ 菱脳（後脳）

　菱脳は脳幹、小脳、延髄または上脊髄、橋からなる。顔や首に対する神経支配、心臓や肺の制御、骨格筋の緊張、協調運動や正確な運動能力、ワーキングメモリ、睡眠、覚醒を司っている。菱脳は意識の維持に不可欠である。

▪ 中脳

　中脳あるいは大脳辺縁系は、扁桃体、視床、海馬で構成されている。扁桃体は、感情、自律神経系、内分泌系、無意識的記憶に関するすべての領域とつながっている。扁桃体は引き金となる出来事によって刺激されることがあるが、この反応は心的外傷後ストレス障害とも関係している。視床は、嗅覚以外のすべての感覚情報を、それぞれの視覚野、聴覚野、体性感覚野、運動野に伝達する。脳波の(電気的)リズムも重要であり、大脳皮質とのフィードバックループを形成している。また、海馬は、情動、自律神経系、内分泌系に関係する領域ともつながっており、意識、記憶の定着・想起に関与している。海馬は、現在の状況と過去の記憶を比較することにも一役かっている。

▪ 大脳皮質

　大脳皮質、つまり脳の外側の部分は、感覚器からの情報を統合し、感情をコントロールし、記憶を保持し、思考や感情の表出を調整している。左右の 2 つの半球に分かれる大脳皮質は、脳梁(または神経線維)によってつながっており、これによって半球間のコミュニケーションが可能になっている。右半球と左半球をつなぐshort fiber は幹線道路として機能し、long fiber は領域間の高速接続を可能にする高速道路として機能する。脳梁は神経系全体で、神経線維の最大の集合体であり、大脳半球間を結ぶ神経線維は約 2 億本以上存在する（Luders, Thompson & Toga, 2010）。

▪ 帯状回

　脳梁の前方には帯状回がある。帯状回は、認知タスク、集中の維持、問題解決において活発に働く。帯状回の問題は、強迫観念や強迫行為に関与する。

▪ 右半球

右半球は一般に、社会的相互作用、自発性、審美的評価に関係している。具体的には、右半球は注意制御や、古い習慣の抑制、経験のゲシュタルト知覚を担っており、並列処理、空間的な関係、幾何学的な形の理解、空間内の方向、全体的知覚に関与している。また、言葉のイントネーションの処理を行うことで、言語の情緒的側面において重要な役割を果たしている。右半球の優位性は、注意散漫、刺激追求、新奇性、変わりやすさ、感情移入、外向性、外的なローカス・オブ・コントロール（統制の所在）によって特徴づけられる。また、演技的傾向、衝動性、躁状態とも関係している。右半球は適応・調整型（accommodating）で、速い、同時的情報処理スタイルに依存している。支配的な神経伝達物質はノルアドレナリン（アクセル）とセロトニン（ブレーキ）である。右半球は感情処理に関連し、衝動性、攻撃性、脱抑制、不安、社会的相互作用などの問題の原因となる。

▪ 左半球

左半球は、言語、書字、計算、論理的推論、分析、継次的処理に関係している。具体的には、発話と構文、筆記、聴覚言語表現、物体の名称、単語の想起、聴覚入力からの視覚的イメージ、文字や単語の知覚および認識、抽象的言語の形成、複雑な関係性の知覚などにおいて中核的な働きを担っている。また、注意制御、行動抑制や反応の切り替えを補助しており、行動を制御するために用いられる内的対話の座となっている。左半球の優位性は、感情の欠如、内向性、目標指向性の思考や行動、内的なローカス・オブ・コントロール（統制の所在）によって特徴づけられる。左半球は同化型（assimilative）で、遅い、経時的情報処理スタイルに依存している。支配的な神経伝達物質はドーパミン（報酬駆動型の行動を司る）である。左半球は、知能検査で一般的に測定される能力と関連があり、言語障害や、ディスクレシア、学習障害、否定的な内的対話、うつ病の原因となる。

▪ 脳葉

・前頭葉

各半球は、前頭葉、側頭葉、頭頂葉、後頭葉の4つの葉に分かれている。前

頭葉は実行機能を司り、将来の計画、結果の予測、選択の分析、言語の学習と表出(ブローカ野)、不適切な行動や望ましくない行動の抑制を行っている。前頭葉には、性格、自信、独立した判断、リスクテイキングの意思、外向的／内向的性質の座である。ADHDの人は、前頭葉に問題が生じることが多い。右前頭葉に問題があると、不安に陥りやすくなり、左前頭葉に問題があると、うつに陥りやすくなる。

・側頭葉

　側頭葉は、聴覚処理、短期記憶またはワーキングメモリ、言葉の意味の理解(ウェルニッケ野)、新しい情報の統合、言葉の検索、思考や行動の感情価の評価(気質のコントロールを含む)などを担っている。側頭葉は聴覚と嗅覚を統合している。左側頭葉の問題には、攻撃性、暴力的思考、挑発に対する易反応性、妄想、言語記憶の低下、情緒的な不安定さなどがある。右側頭葉の問題には、メロディーの知覚、声調の理解、社会的手がかり、顔表情に関係するものがある。側頭葉は、社会的な困難、音楽処理の問題、視覚的・聴覚的記憶のゆがみ、デジャヴ、宗教的・道徳的偏執などに関連する。

・頭頂葉

　頭頂葉は、生の感覚情報の統合、身体知覚、運動機能（触る、圧力、温度、味わう、痛み、空間関係、ナビゲーションなど）に関与している。頭頂葉の問題には、情報処理能力の低下、方向性の理解、感覚過敏、生理的覚醒、注意、過敏などがある。

・後頭葉

　後頭葉は視覚処理、イメージ構築、視覚記憶、パターン認識などを司っている。後頭葉に問題があると、視覚の障害や夢を見ることが困難になることがある。また、後頭葉は心的外傷後ストレス障害の問題にも関与している。

神経生理

　長年にわたり、脳には約 1000 億個のニューロンが存在すると信じられてきた。スザーナ・エルクラーノ＝アウゼル博士の研究によって、脳に存在するニューロンは 870 億個にすぎないことが判明した。それでも驚くべき数字であるが、ニューロンがいかに密集しているかといった点も極めて重要である。博士らは、採取した脳組織をホルムアルデヒドに漬けて安定させた後に、組織をスープに溶かす、いわゆる「Brain soup」と呼ばれる工程を用いて、神経核を簡単に数えられるようにした (Herculano-Houzel, 2016)。脳の 870 億個のニューロンは、電気化学的なコミュニケーションを通じて情報を送受信している。すべてのニューロンは、核、軸索、樹状突起で構成されている。樹状突起と他のニューロンとの間のシナプス間隙は神経伝達物質で満たされている。神経伝達物質はニューロンのコミュニケーションを促進する。メチル化と呼ばれるプロセスでは、特定の神経伝達物質の産生を「オン」または「オフ」にする働き[5]がある。ナイアシンや葉酸などの食品サプリメントを用いて、標的とする神経伝達物質のメチル化プロセスを増減させることがある。ニューロン間の情報伝達は、ある軸索の化学イオンが電荷を発生させ、それが別の軸索の樹状突起に送られることで起こる。シナプス間隙を横切ってニューロンの発火が連続する、あるいは発火が止まると、脳のその部分に関連する機能が活性化または抑制される。特定の回路が決められたパターンで反応する時に学習が起こる。これにより、記憶が形成されたり、行動が再体験されたりする。ニューロンの静止膜電位は約 70mV（ミリボルト）[6]である。これは、ニューロンが発火していない時の、細胞膜の内側と外側のイオンの電位差を示したものである (Fisch, 1999)。発火するには、膜電位が –55mV 程度になってニューロンが脱分極を起こし、活動電位が生じて、神経伝達物質が放出され、電気的な活動が起こる必要がある。分極時には発火は起こらない。過分極になると、ニューロンは鈍くなり、他の細胞への反応が鈍くなる。何百万個ものニューロンが一緒に発火することで、電気活動のパターンが生じるが、これが脳波と呼

---

5)　メチル化が神経伝達物質を制御することは直接的には言えないが、関連する遺伝子に働きかけることでそれが生じることがある。

6)　通常、細胞内環境には外空間よりも高濃度のマイナスイオンが含まれるため、–70 mV と表記されることも多い。

ばれるものである。Sterman（1995）は、頭皮で測定される皮質電位の発生源は視床であり、特定の脳波パターンの生成に関与していることを示唆している。主な脳波パターンは、デルタ波、シータ波、アルファ波、ベータ波、ガンマ波である。脳波は似たような行動特性と相関していることを覚えておくとよい。低くて遅い波は、睡眠や瞑想などの行動と関連することが多い。高くて速い波は、問題解決や不安などの行動と関連していることが多い。

▪ 脳波帯域

　デルタ波は1〜4Hz（ヘルツ）あるいは1分間の周期で、視床下部の機能が関与するような夢をみていない深い眠りの状態と関係している。ADHDの人は、起きている時のデルタ波活動が強い。デルタ波は認知症や頭部外傷とも関連する。シータ波は4〜7Hzで、大脳辺縁系で発生し、眠気でうつらうつらしている状態や、瞑想、催眠、過去の記憶、象徴的イメージに関係する。ADHDの人は、集中しようとするとシータ波が混入することが明らかになっている。また、シータ波は癒しや回復においても重要である。アルファ波は8〜12Hzで、視床の機能が関与するような、集中したりリラックスしたりしている状態と関係している。アルファ波は脳の"idling rhythm"であると考えられている。強いアルファ波の活性は、健康（体重管理の鍵）や、スポーツでのベストなパフォーマンス発揮に必要な集中に欠かせない働きを担っている。年齢と共にアルファ波は減少する傾向にある。アルファ波がなくなると、やがて死が訪れる。ベータ波は12〜40Hzである。低ベータ波は集中、順次思考、問題解決に従事する際に活発になる。高ベータ波は不安やイライラ、ネガティブな内的雑念と関係している。低ベータ波はうつ病とも関連がある。ガンマ波の範囲は25〜100Hzだが、通常は40Hz前後と考えられている。ガンマ波は認知効率、睡眠中の急速眼球運動、深い瞑想的コンパッション状態と関係している。学習障害の人ではガンマ波が小さくなる。

帯域	説明	波形
脳波 0.16~45.0 Hz	EEGは、大脳皮質の作動機序により生成される複数の電気的な周波帯域から構成されている。0.16 Hz~45.0 Hz、またはそれに近い周波数範囲で測定されるのが一般的である。	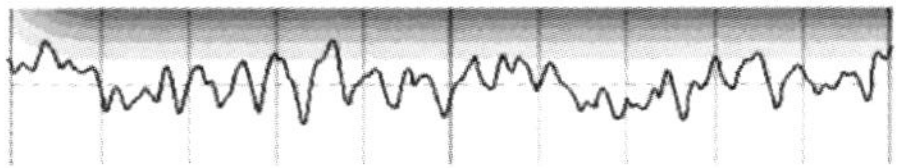
デルタ波： 0.5~3.5 Hz	デルタ帯域は健康な成人における睡眠中や回復時に優位になる。	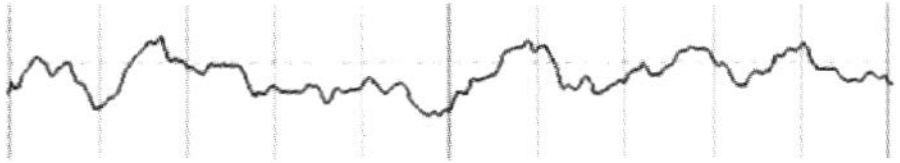
シータ波： 4.0~7.7 Hz	シータ帯域は入眠時や、クリエイティブな状態に関連して優位になる。	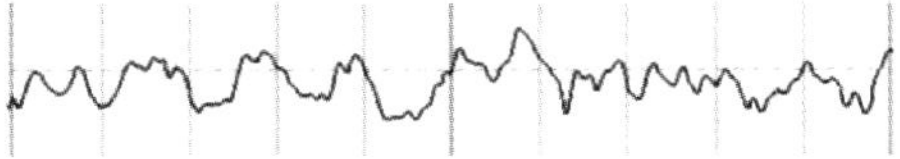
アルファ波： 8.0~12.0 Hz	アルファ帯域は起床時やまだ脳が興奮していない覚醒状態のときに優位になる。これらは"idle rhythm"と言われている。	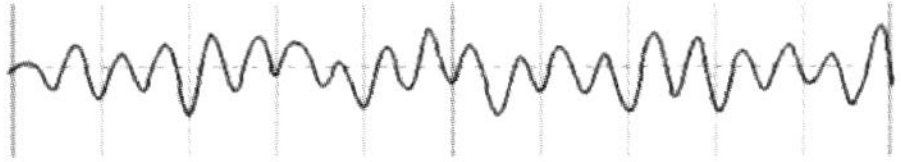
低ベータ波： 13.0~21.0 Hz	低ベータ帯域は集中している時や夢中になっている時に現れる。	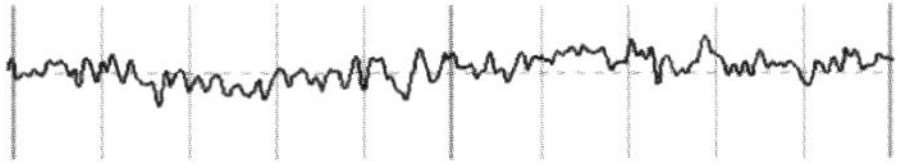
高ベータ波： 22.0~35.0 Hz	高ベータ帯域は集中し、脳の活動レベルが高いときに優位になる。	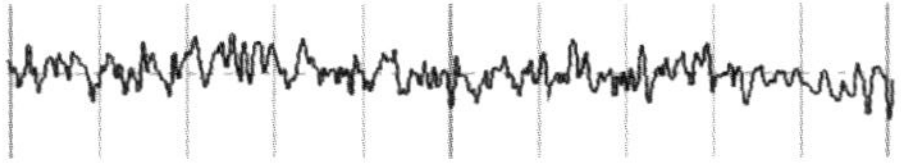
ガンマ波： 35.0~45.0 Hz	ガンマ帯域はより高次の認知を反映し、学習プロセスを代表することが多い。	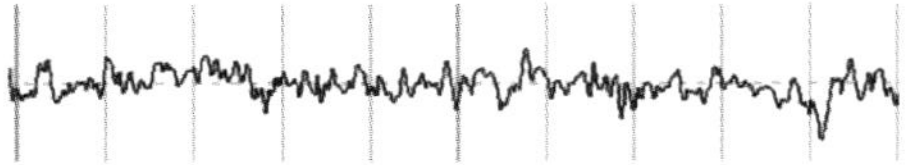

図 2.7　EEG の周波数帯域および説明と波形

脳波のサンプリングはすべて 0.16-45Hz でフィルタリングされている。Gain=70uV, Time=2 秒。
出典：Leslie Sherlin, 2020 により現著者らが許可を得たものを邦訳。
注）文中と帯域の数値が異なるが、原著に忠実に訳した。

▪脳の電気活動

　脳の電気活動は、様々な心理的・行動的問題に関係する非常に重要な要素であるため、その健康的制御が不可欠となる。脳の電気活動が機能不全を引き起こす要因は、単なる日常的な生活要因から、薬物やアルコールの乱用、高熱、遺伝的素因、脳損傷に至るまで様々である。

　脳の神経細胞間のコミュニケーションパターンは、構造体間の結合や、大脳皮質内の灰白質・白質といった違いに基づいて識別することができる。灰白質は神経細胞体の集まった領域であり、無髄状態の軸索や、樹状突起、グリア細胞が存在する。グリア細胞は脳の血液脳関門への栄養補給や形成をサポートしている。無髄神経線維の動きはゆっくりしている。白質は主に有髄軸索あるいは線維鞘で保護された軸索を含んだ領域を指す。この髄鞘によって白質は白く見える。より密度の低い有髄軸索は、ある構造体から別の構造体へ、あるいは脳のある領域から別の領域へ信号を高速で伝達できる「高速道路」を作り出している。これらの伝達パターンは、前から後ろへ、一方の半球からもう一方の大脳半球へ、同じ脳半球内でと、様々なパターンで生じる。髄鞘化は右半球でより多く[7]、これは長距離の、情動ベースの情報伝達機能によるものである。左半球はより順次的処理に依存しており、髄鞘化は少ない。ニューロンの髄鞘化が完了するのは10歳以降である。このため、10代の子どもでは実行機能が十分に発達していない。また、多くの専門家が、脳の病気のほとんどは、脳の部位間や領域間、あるいは全体的な脳領域間のコミュニケーションやコヒーレンスの欠如に起因すると考えていることを知っておくことも大切である。

▪ニューロン

　感情的なウェルビーイングにおいては、ミラーニューロンおよびスピンドルニューロンといった2種類のニューロンが重要となる。ミラーニューロンは、ある行動をする時や、あるいは、誰かがある行動をするのを見ている時に発火する。これらの行動は模倣学習の一形態と考えられ、対人共感性や、文化的価値

---

7) 特定の回路や機能にみられるが、全体的な左右差はそれほど顕著ではない、とも言われている。

観や感情表現の伝達において
おそらく重要であるとされて
いる（Iacoboni, 2008）。スピン
ドルニューロンは、樹状突起
が１本しかない異常に大きな
ニューロンで、脳を横切るよ
うにして領域から領域へと信

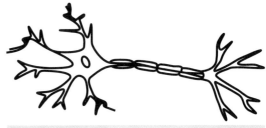

図 2.8　ニューロン

号を伝達する。このニューロンは、感情的コミュニケーション、社会的感情、道
徳的感覚において重要であると考えられている（Allman et al., 2001）。神経細胞の
働きは、脳のコミュニケーション能力や自己制御能力に直接影響する。神経伝達
物質の問題は、気分、認知、対人関係に影響することが分かっている。ミラー
ニューロンは自閉スペクトラム症に、スピンドルニューロンは精神病性障害に関
与している。薬物療法は、脳の健康的な自己制御機能を回復させる作用を期待し
て開発されているが、その効果には限界があり、また、望まない副作用も報告さ
れている。このことは、多くのクライエントやセラピストが薬物療法以外の治療
戦略を求める理由にもなっている。脳の電気活動に焦点を当てたニューロフィー
ドバックはそういった治療選択肢の一つである。もちろん、セラピストがクライ
エントと共有できる治療の手段や材料はもっとたくさんある。繰り返しておく
が、どれだけの情報をクライエントが欲しいのかは、一般的にクライエントが教
えてくれるものである。パトリスの場合は、彼女が健康科学の学部を卒業してい
たこともあり、できるだけ多くの情報を得たいと求めており、特に自分の問題に
関連したものや、日常生活に応用できるものを熱心に求めていた。

結語 ───

　本章では、パトリスの症例を通して、通常のトークセラピー・セッションの
中に、ニューロカウンセリングをどのように組み入れることができるかを読者が
理解できることを目指した。基本的な神経解剖学的・神経科学的知識をクライエ
ントに教えることで、特定のスキルがどのように、なぜ活用されるのかをもっと
理解できるようになるだろう。また、症例ではニューロフィードバックについて

も検討され、定量的なツールの 1 つとして実装されていた。

文献

Allman, J., Atiya, H., Erewin, E., Nimchinsky, P. & Hof, A. (2001). Anterior cingulated cortex: The evolution of an interface between emotion and cognition. *Annals of the New York Academy of Sciences* 935, 107–117.

Chapin, T.J. & Russell-Chapin, L.A. (2014). *Neurotherapy and Neurofeedback: Based-based treatment for psychological and behavioral problems.* New York: Routledge. Field, T.A., Jones, L.K. & Russell-Chapin, L.A. (2017). *Neurocounseling: Brain-based approaches.* Alexandria, VA: American Counseling Association.

Field,T.A.,Jones, L.K. & Russell-Chapin, L.A. (2017). *Neurocounseling: Brain-based approaches.* Alexandria, VA: American Counseling Association.

Fisch, B.J. (1999). *Fisch and Spehlmann's EEG Primer: Basic principles of digital and analog EEG.* Amsterdam and New York: Elsevier.

Herculano-Houzel, S. (2016). *The Human Advantage: A new understanding of how our brain became remarkable.* Cambridge, MA: The MIT Press.

Iacoboni, M. (ed.) (2008). *Mirroring People: The new science of how we connect with others.* New York: Farrar, Straus & Giroux.

Ivey, A.E., Ivey, M.B. & Zalaquett, C. (2014). Therapeutic Lifestyle Change Inventory.

Jones, L.K. (2017). Anatomy and brain development. In Fields, T., Jones, L. & Russell-Chapin, L.A. (eds.) *Neurocounseling: Brain-based approaches.* Alexandria, VA: American Counseling Association.

Kershaw, C.J. & Wade, J.W. (2011). *Brain Change Therapy.* New York: Norton.

Luders, E., Thompson, P.M. & Toga, A.W. (2010). The development of the corpus collosum in the healthy human brain. *Journal of Neuroscience* 30, 10985–10990.

Russell-Chapin, L.A. (2020). Basic concepts of neuroscience in counseling and counselor education. In Mary Olufunmilayo Adekson (ed.) *Handbook of Counseling and Counselor Education.* New York: Routledge.

Sherlin, L. (2020). Personal communication.

Sterman, M.B. (1995). Physiological origins and functional correlates of EEG rhythmic activities: Implications for self-regulation. *Applied Psychophysiology and Biofeedback* 21 (1), 3–33.

Thompson, M. & Thompson, L. (2003). *The Neurofeedback Book: An introduction to basic concepts in applied psychophysiology.* Wheat Ridge, CO: Association for Applied Psychophysiology and Biofeedback.

Thompson, M. & Thompson, L. (2015). *The Neurofeedback Book: An introduction to basic concepts in applied psychophysiology.* Toronto: Association for Applied Psychophysiology and Biofeedback.

第3章

ニューロカウンセリングにおけるアセスメント、治療計画、アウトカム評価

セオドア J. チャピン

　稀代の起業家ヘンリー・フォードはかつてこう言った。「その障害がおそろしいものに見えるのは、目標から目を離すからである」。この言葉は、ニューロカウンセリングやカウンセリング全般にまさに当てはまる。個々にカスタマイズされた治療計画が立てられるように目標設定を達成することは、私たちが専門職として行う働きかけの成否を握る最も重要な要因である。したがって、適切なニューロカウンセリング介入を選択するためには、カウンセラーはクライエントが抱える現在の問題に対して徹底的にアセスメントを行うことが推奨されている。このアセスメントには、包括的な心理社会的病歴の聴取、神経学的リスクアセスメント、スクリーニングチェックリスト、さらに可能であれば、ベースラインの末梢皮膚温や心拍変動に関するバイオフィードバック測定や、定量的脳波検査 (QEEG) を用いた現在の脳波活動評価などを実施することが含まれる。心理社会的病歴および、神経学的リスクアセスメント、心理学的チェックリストを行うことで、クライエントの根底にある神経学的機能や神経学的機能不全の原因となり得る要因を把握することは十分に可能である。しかし、さらにバイオフィードバックやニューロフィードバックの測定を追加することで、クライエントの神経学的機能不全に関する、より正確な生理学的指標を得ることができる。こうした情報を手にすることで、個別に設計された治療計画を立てることができ、より的を絞ったニューロカウンセリング介入を確実に選択することができる。こういったニューロカウンセリング介入を最後まで実施していくことにより、自ずとアウ

トカム評価の的や範囲が絞りこまれていくことになるだろう。

　本章では、まず包括的な心理社会的病歴について、いくつかの重要な側面を細かく取り上げる。また、「神経学的機能不全リスクアセスメント」を読者に紹介し、このツールが、神経学的機能不全およびその結果としてクライエントが経験している症状の原因を理解のために有用であることを説明する。続いて、神経学的機能不全がクライエントの行動に及ぼす影響について、カウンセラーが順位づけられるようにするためのいくつかの心理学的および行動学的スクリーニングチェックリストやスクリーニングツールを簡単に概観する。また、生理学的・神経学的機能の具体的な測定法についても紹介し、症例の概念化に焦点を当てながら、個別の治療計画の立案とニューロカウンセリング介入の選択に関する道筋を示していく。最後に、アウトカム評価について述べ、カウンセラーとクライエントが共に進捗を把握し、現在の問題の解決に向かって神経学的機能不全の改善を評価できるようになるための方法を述べる。

心理社会的病歴

　クライエントが抱える現在の問題の根底に、どのような神経学的機能不全の原因が考えられるのかについて理解しようとする際には、包括的な心理社会的病歴の聴取が重要である。心理社会的病歴に関するより細かな概要は、Chapin & Russell-Chapin (2014) や Russell-Chapin (2017) にて概説されている。病歴聴取を行う前に、クライエントについて、いくつかの簡単な観察を行うことで、クライエントの全体的な神経学的機能に関する有用なヒントが得られることがある。例えば、不安で過活性になっているのか、それとも憂うつで低活性になっているのか。握手の質はどうか？　手の温度はどうか？呼吸の質やパターンはどうか？　姿勢や話し方のトーンや質はどうか？　などである。クライエントが弱々しく握手をしてきたならば、受動的な対人関係志向や、抑うつ状態、あるいは、前帯状回の活性不足を示唆しているかもしれない。手が冷たく、呼吸が浅く、姿勢が前のめりになり、声のトーンや質が弱ければ、交感神経が優位で、末梢神経系が過剰に活性化する傾向があることを示唆しているかもしれない。

　心理社会的病歴は、母親の妊娠中の問題、出生時の外傷の可能性、小児期の重大な病気や慢性的な病気について尋ねることから始める。入院歴、手術歴、麻酔への曝露などを確認する。過去に使用した医薬品、市販薬、サプリメント、違法薬物の使用、飲酒、ニコチンやカフェインの使用について尋ねる。続いて、情報技術の使用時間や、睡眠パターン、食生活、頭部外傷、発作性疾患や脳卒中の既往歴などを尋ねる。現在の認知機能、短期記憶や長期記憶の問題、認知効率の低下なども調べていく。学校歴の検討では、特に発達障害、行動・学習上の問題、学業成績の低さといった領域に注目する。強迫症、パーソナリティや境界性パーソナリティ障害、解離性障害、精神病質や統合失調症、双極性障害（症）など、より深刻な精神的問題についても尋ねる。最後に、過去の自傷他害のエピソードや、過去のトラウマ体験、感情的に圧倒されるような体験について検討する。

　これらの領域はたとえいずれか一つのみが該当する場合であっても、重大な神経学的機能不全や、それに対応した心理的、感情的、行動的問題を引き起こすのに十分な原因となる場合もあるが、特に、頭部外傷、感情的トラウマ、物質乱用、情報技術の使用、睡眠問題といった生活習慣因子はクリティカルな原因となりうる。頭部外傷は、たとえ何年も前に経験したものであっても、脳への直撃損傷—対側損傷(外傷部位および、それと反対側の脳部位や側頭葉への衝撃)の影響により、持続的かつ多源的な機能的脳波制御障害を引き起こす可能性がある。感情的トラウマは、過活性(不安や過敏)か低活性(不注意、回避、抑うつ)のどちらか、あるいは両方を引き起こす可能性がある。長期にわたる医薬品の使用や薬物乱用も、脳波の活性に影響を及ぼす可能性があるため、ニューロカウンセリング介入の有効性を届けようとする前に、継続的なモニタリングや特別な注意、あるいは薬物乱用に対する治療が必要となる。最後に、過剰な情報技術の使用（学校や仕事で必要な時間を超えて1日2時間以上）や睡眠の問題（夜間に8時間未満）も、放置したままになると効果的なニューロカウンセリング介入の実現が難しくなる可能性がある。

　アセスメントにおけるその他の重要な考慮事項には、性差の影響、幼少期の親子相互作用やその後の仲間関係の質、また、社会的格差（貧困、神経毒への曝

露増加、子どもの神経発達や成人の神経機能にダメージを与えるような長期的なストレスなど）がある（Ivey, Bradford Ivey & Zalaquett, 2018）。女性の脳は、糖代謝の性差により、男性の脳よりも3歳若い傾向があり（Goyal et al., 2019）、男性は灰白質、つまり神経細胞の密度が高く、女性は白質、つまり脳の異なる領域間でのニューロンの情報伝達が多い傾向がある（Xin et al., 2019）。このことは、認知や感情コントロール、また、それらに関連する神経学的障害における男女差を示唆するものである。ダニエル・シーゲル博士は彼の著書である『Pocket Guide to Interpersonal Neurobiology: An Integrative Handbook of the Mind』（2012）の中で、早期の健全な神経学的発達において、愛着や相互応答的な親子関係がきわめて重要であることについての膨大なエビデンスを提示している。彼は後に、この取り組みをさらに発展させ、脳の再構築に重要な時期である青年期から成人期にかけての健全な対人的つながりが、いかに私たちの神経接続や健康的な脳機能を形成するのかを説明している（Siegel, 2013）。貧困や、多環芳香族炭化水素などの神経毒性化学物質への曝露の増加、さらには、児童虐待や恵まれない学習環境、複数の社会経済的要因が根底にある、不十分で一貫性のない養育態度などがもたらす長期的ストレスもまた、脳の発達や成熟、その後の成人期の機能に悪影響を及ぼすことが分かっている（Julvez et al., 2016）。クライエントの心理社会的病歴に関するこれらの側面は、定量化することが比較的難しくはあるが、神経学的機能不全に影響を与える因子を把握することに関係している。

神経学的機能不全リスクアセスメント

　神経学的機能不全リスクアセスメント（Neurological Dysregulation Risk Assessment：NDRA）は、クライエントが自らの神経学的機能不全の原因となりうる要因を特定するのを援助するために作成された筆記式のチェックリストである。2014年に Chapin & Russell-Chapin が初版を発表し、本書の出版にあたって内容がアップデートされている（第2章参照）。NDRA には15の因子があり、遺伝的素因、出生前の曝露、出生時の合併症、病気や高熱、現在の診断、食生活の乱れ、運動不足や睡眠不足、情緒的に抑圧された心理社会的環境、頭部外傷、長

期にわたる生活の苦痛、ストレス関連疾患、長期にわたる服薬、物質乱用やその他の依存症、発作性障害、慢性疼痛、外科麻酔、化学療法、加齢、過度な情報技術およびスクリーンの利用が含まれている。NDRA の各項目には、その要因に起因する問題の例がより詳しく説明されている。

　クライエントは、神経学的機能不全の原因となり得るこれらの要因についての説明を一つ一つ読み、それが自身の生活上のリスク因子であるかどうかを回答する。大人が自分のパートナーや子どもについてこのチェックリストに記入してもよい。NDRA は「はい」の回答数を合計することによって得点化される。「はい」の数が多ければ多いほど、重大な神経学的機能不全の危険性が高い。しかし、「はい」と答えた数が 1 つであっても、重大な機能不全を引き起こすには十分であり、現在の感情的、生理的、認知的、行動的問題の神経基盤を示している可能性があることに注意されたい。

　心理社会的病歴と NDRA の報告が一貫している内容には注目すべきであり、それについてさらに細かく確認することが望まれる。病歴と NDRA の結果の両方を確認しながら、十分な検討を行うことで、ニューロカウンセリング介入で達成できそうな目標が暫定的に同定できる。

スクリーニングチェックリスト

　いくつかの基本的なスクリーニングチェックリストは、神経学的機能不全に関連して生じた心理的・行動学的問題を見極めるために役に立つ。チェックリストは、不安、抑うつ、トラウマ、注意、症状などについて総合的に測定することが最も一般的である。また、クライエントが現在抱えている問題や、心理社会的病歴と NDRA の結果から明らかになったことに関連して、その他のチェックリストを実施することも可能である。例えば、不眠、身体知覚、怒り、実行機能、認知機能、等に関する測定があげられるが、このうち最後の 3 つは頭部外傷が疑われる場合に重要となることが多い。

不安

　簡便に実施・採点できる不安の尺度として、Burns Anxiety Inventory（Burns, 1993)がある。これは 33 の項目からなり、約 15 分で完了する。クライエントは、各項目について、ここ数日、その感情にどれだけ悩まされたかについて評価する。このチェックリストでは、動悸、手の発汗、身体感覚からの離脱など、不安に関する複数の生理学的徴候を調べる。クライエントは、その感覚をどの程度経験したかを、"まったくない"、"ややある"、"中程度"、"かなりある"の 4 段階で報告する。算出された合計得点によって、不安の程度が「ない～低い、軽度、中等度、重度」で示される。

うつ

　うつの尺度でよく用いられるのは、Beck Depression Inventory 第 2 版（Beck, Steer & Brown, 1996）である。これも所要時間は約 15 分で、4 つの選択肢を持つ 21 項目から構成されている。クライエントは、現在の考えや感情を最もよく表すものに丸をつける。算出された合計得点によって、うつの重症度が「まったくない～低い、軽症、中等症、重症」の順で示される。

トラウマ

　多くのトラウマ調査票では子ども用と大人用が利用できる。自己報告式のものもあれば、子どもの行動を観察した親の報告に頼るものもある。成人向けの尺度の一つに PCL チェックリストがある(Weathers et al., 2013)。このチェックリストは 17 項目からなり、所要時間は約 15 分である。クライエントは、ストレスフルなライフイベントに対する反応の中から、人が時々経験する問題や訴えのリスト（例えば、「神経が敏感になっていたり、ちょっとしたことに驚いたりする」[8]）をみて、その問題や訴えにどれだけ悩まされたかを、「まったくない」、「少しある」、「中程度」、「かなりある」、「非常にある」の 5 段階で評価する。算出された合計得点によって、心的外傷後ストレス障害に関連する症状の重症度が「まった

---

8)　本書の原版では「Feeling jumpy or easily startled」と記載されているが、日本語版 PCL-S (https://saigai-kokoro.ncnp.go.jp/contents/pdf/PCL-S.pdf)の訳を掲載した。

くない、低い、軽度、中等度、重度」の 4 段階で示される。

注意

　注意の問題に対する脳ベースのチェックリストとして、Daniel Amen（2013, 2014）に基づき作成された Amen Brain System Checklist がある。このチェックリストは、101 の項目から構成されており、クライエント本人、または重要他者（配偶者、パートナー、両親）が実施することができる。クライエントは、症状を「まったくない」、「めったにない」、「たまにある」、「よくある」、「非常によくある」の 5 段階で評価する。「よくある」または「非常によくある」と回答された内容から、注意の問題に関連する脳のサブタイプを得点化する。サブタイプは、前頭前野に関連する（1）不注意、（2）多動性—衝動性、（3）不注意と多動性の混合型、あるいは、（4）前帯状回に関連する強迫症、（5）深部の辺縁系領域に関連する抑うつ、（6）大脳基底核に関連する不安、（7）側頭葉に関連するイライラや感覚の障害、の 7 種類がある。

問題チェックリスト

　問題チェックリストの利点は、1 回の検査で多くの問題の相対的な有無を容易に評価・比較できることである。神経学に基づく Problem Checklist and Symptom Rating Form（第 2 章の図 2.2 を参照）は、Paul Swingle（2008）の 5 チャンネルの Quick Q（のちに、Clinical Q と改称。Q は定量的脳波検査の意味）から作成されたものである。これには、5 つの主要脳部位と相関する 62 の問題を示した文が提示されており、クライエントが治療で訴える問題の 95％以上が反映されている。5 つの脳部位とは、前頭前皮質（F3, F4）、前帯状回（Fz）、感覚運動帯（Cz）、および後頭葉（O1）である。クライエントは、自分が経験している問題すべてにチェックをして、うち上位 10 個に丸を、さらに上位 5 個に星印をつける。この情報は、カウンセラーがクライエントの感情的、認知的、行動的問題の重要度を理解し、優先順位をつけるのに役立つ。

他の関連する可能性がある尺度

▪ 不眠

　多くのクライエントが睡眠の問題を経験している。睡眠不足（夜8時間未満）、入眠の問題、浅いまたは質の悪い眠り、目覚めの問題などがある。睡眠が問題として特定された場合、睡眠の質を評価するために睡眠チェックリストが有用であろう。Insomnia Severity Index（Morin et al., 2011）は、7項目のチェックリストで、所要時間は約5分である。クライエントは、過去2週間における睡眠の妨害の程度を評価する。これには、入眠、夜間の覚醒、早朝覚醒の問題が含まれている。

▪ 身体認識

　Body Perception Questionnaire（Porges, 1993）は、内受容感覚や身体への気づきを測定するものである。また、この尺度はクライエントのストレス反応や自律神経系の反応、ストレスへの対処、健康既往歴を理解するためにも用いられる。闘争・逃走・凍結反応を経験しているであろうクライエントに、自身の身体とその生理的反応に関する気づきの程度を評価させる。これによりカウンセラーは、クライエントの生理的な自己認識と交感神経系の活動レベルを詳しく見直すことができる。

▪ 怒り

　短縮版 Anger Disorder Scale（DiGiuseppe & Tafrate, 2004）は、潜在的な怒りの問題に関する18項目のスクリーニングツールである。ニューロカウンセリングにおけるこのツールの価値は、頭部外傷の既往歴のあるクライエントがよく怒りの問題を経験することにある。チェックリストを実施するためには、クライエントが、「最もよく表す」方法で怒りの典型的な症状の経験頻度を報告する。反応性／表出、怒り(我慢)、報復の3因子および合計得点が求められる。

▪ 実行機能

　頭部外傷のクライエントには、実行機能の問題も関与する。Barkley Deficits in Executive Function Scale（Barkley, 2011）は、大人と子どもの両方に対して、頭部

外傷が日常機能に及ぼす影響を測定することができる。この検査は 15 〜 20 分で行うことができる。クライエントは、実行機能に関連する 89 の様々な問題を経験する頻度を、"まったくない、またはめったにない"、"ときどきある"、"よくある"、"非常によくある"の 4 段階で評価する。この検査では、「時間に対する自己管理」「自己の体系化と問題解決」「自己制止」「自己動機づけ」「感情の自己制御」「実行機能の総合得点」「ADHD 実行機能指標」といった実行機能に関する 7 種類の測定値が得られる。

▪ 認知機能

　頭部外傷のクライエントにおける 3 つ目の要因は、認知機能への潜在的な影響である。COGNISTAT (2015) は、神経認知機能を迅速にアセスメントすることができる。15 〜 30 分で実施することができ、見当識、注意、記憶の 3 因子に加えて、5 領域の認知機能、つまり、言語（理解、復唱、呼称）、構成（記憶をもとに絵を描く、タイルを並べる）、記憶、計算、遂行（推理および判断）に関する情報を得ることができる。この検査は、クライエントの機能が平均的な範囲であるか、あるいは軽度障害、中等度障害、重度障害であるかを判定できる。

生理学的・神経学的機能のベースライン測定

　自己報告やスクリーニングチェックリスト、心理学的・行動学的問題に関する筆記式尺度の結果は、症例の概念化や治療計画を導くために十分かつ非常に有用な情報となるが、生理学的・神経学的機能のベースラインを測定することによって、クライエントの現在の機能に関するより深く、より充実した、行動的妥当性の高いアセスメントを得ることができる。この手のアセスメントは通常、コンピューターソフトウェアやテクノロジー、バイオフィードバック装置、定量的脳波計などの、より高度な訓練と経験を必要とする。こういった訓練の機会や装置がないカウンセラーは、自身のコンピテンシーの限界を尊重し、適切な資格を有する仲間に協力や相談を求める必要がある。生理学的・神経学的機能に関する有用なベースライン測定には、Continuous Performance Test、認知的アセスメン

ト、末梢皮膚温や心拍変動のアセスメント、LORETA画像処理機能を備えた定量的脳波がある。

Continuous Performance Test（CPT）

　Continuous Performance Test の 1 つに、TOVA（Test of Variable Attention：Greenburg & Waldman, 1993）と呼ばれるものがある。これはコンピュータを用いた注意機能検査であり、クライエントの視覚的および聴覚的注意機能を標準サンプルと比較することができる。注意欠如多動症の診断の補助として、他の検査や臨床情報と組み合わせて用いられることが多い。多くの生理学的・神経学的な問題が注意の障害を引き起こすため、この検査は、神経学的機能不全が視覚処理や認知処理に及ぼす全体的な影響を評価するのにも適している。TOVAでは視覚と聴覚の 2 つのパートを行い、所要時間は約 40 分である。クライエントは、決められた画像が提示された時を除いて、視覚画像にボタンを押して反応するよう求められる。標的画像は 4 つのパートに分かれており、比較的提示が少ないパートとよく提示されるパートがある。また、クライエントは、聴覚音刺激に反応するようにも求められ、この際にも特定の音が聞こえた時には反応しないようにする。これらの音刺激も 4 パートに分かれ、呈示頻度が異なる。完了すると、TOVAが自動的に採点し、見落としエラーや遂行エラー、つまり、クライエントが反応すべき時に反応しなかった回数や、反応すべきでない時に反応した回数などを含めたレポートが作成される。どちらのバージョンの TOVA でも、刺激は 2000 ミリ秒間隔で 100 ミリ秒間提示される。これらのスコアを解釈することで、クライエントに視覚や聴覚の注意の問題があるかどうか、またその問題が全般的な神経系の鈍化や過活動と関連しているかどうかを判断することができる。

認知的アセスメント

　Cambridge Brain Sciences（CBS, 2020）は、脳に基づく認知能力検査であり、オンライン上で 15 分で実施することができる。この検査は、記憶（視空間ワーキングメモリ、空間的短期記憶、ワーキングメモリ、エピソード記憶）、推論（メンタルローテーション、視空間処理、演繹的推論、計画）、言語能力（言語推論、言語

的短期記憶）、集中（注意、反応抑制）の4つの主要領域から構成される12の中核的認知能力を評価する。クライエントはオンライン上でいくつかの課題に回答する。結果はヘルスケア部門で自動的に採点され、平均以下、平均、平均以上で判定される。クライエントは、ニューロカウンセリングの介入期間中、この検査を繰り返し受けることができ、治療によって引き起こされる認知能力の変化を追うことができる。

末梢皮膚温

　カウンセラーが利用できる末梢皮膚温のアセスメント方法はいくつもある。小さな手のひらサイズの体温計から、皮膚温センサー付きの安価なデジタル体温計、高価なバイオフィードバック機器まで様々である（Chapin & Russell-Chapin, 2014）。クライエントとの最初の握手でさえ、クライエントの末梢皮膚温の大まかな値を読み取ることができる。クライエントがストレスを感じていたり、交感神経反応パターンにあったりする時は、手が冷たく感じられ、このときの末梢皮膚温はおそらく84度以下[9]になるだろう。クライエントが穏やかで落ち着いている時は、手は特に冷たくも温かくも感じない。リラックスしている時や副交感神経反応パターンにある時は、手は温かく感じ、末梢皮膚温はおそらく90度以上[10]になるだろう。これは、クライエントの現在の生理学的・神経学的な活性レベルを判断するのに有効な方法である。皮膚センサー付きの安価なデジタル体温計は以下のHPから探すことができる：www.toolsforwellness.com/product/stressthermometer-temperature-biofeedback-digital-numeric-thermal-trainer/

心拍変動

　心拍変動（HRV）とは、拍動間隔の変化を示す指標であり、クライエントが経験しているストレスの大きさを反映している（McCraty et al., 2009）。HRVが低い（拍動間隔が短い）場合は、交感神経系が優位に活性化していることを示している。HRVが高い（拍動間隔が長い）場合は、副交感神経（休息と回復）系が優位に

---

9)　華氏。摂氏約28.8度。
10)摂氏約32.2度。

活性化していることを示している。HRV は呼吸数にも対応している。成人の平均呼吸数は毎分 12 〜 20 回である。成人の呼吸数が 20 回／分を超えると、交感神経が優位であることを示している。成人が落ち着いてリラックスしている時の呼吸数は、1 分間に 6 回 (時には 4 回) にまで減少することがある。末梢皮膚温と同様に、カウンセラーはクライエントの呼吸パターンを簡単に観察することで、クライエントの心拍変動の傾向を速やかに評価することができる。例えば、肩の上げ下げや、胸式呼吸か腹式呼吸か (横隔膜呼吸と呼ばれる) を確認することでアセスメント可能である。過活性したクライエントは、胸式の、短い呼吸を何度もしていることが多い。落ち着いてリラックスしているクライエントは、腹式で、少ない回数の、深い呼吸をしている。HRV をより正確に測定することもできる。HeartMath 社 (カリフォルニア州ボルダークリーク) が開発した emWave がその一例である。emWave は、指先や耳たぶのセンサーから血流を測定するプレチスモグラフを搭載した専用のソフト／ハードウェアを用いて、変換された呼吸の波形 (トレースライン) を定量的に観察できる。呼吸、HRV、自律神経機能は、相互に関連する系である。横隔膜呼吸、心拍変動、自律神経活性化のボトムアップ (身体から脳へ) とトップダウン (脳から身体へ) の連動性を表す用語として、コヒーレンス (coherence) という言葉が用いられる (McCraty et al., 2009)。クライエントのポジティブ (副交感神経) またはネガティブ (交感神経) なコヒーレンスパターンの評価は、ニューロカウンセリングの目標設定の際に活用することができる。

定量的脳波

　定量的脳波 (QEEG) は、クライエントの感情、認知、心理、行動の問題に関連する脳の電気活動を評価する方法である (Chapin & Russell-Chapin, 2014)。総合的にみると、脳は低ワット数の電球に電力を供給するのに十分な電気活動を生成する。QEEG は、基本的な生命機能を営むために必要な、特定の場所や神経ネットワーク間での神経細胞の発火時に生じた少量の電気活動を記録することができる。記録後に、これらの脳波を特定の周波数に分解し、臨床集団あるいは一般集団の特徴と比較する。これにより、評価者はクライエントの現在の問題に関連す

る神経学的機能不全の原因を見定めることができる。

　代表的な脳波の周波帯域は、デルタ波、シータ波、アルファ波、感覚運動リズム（SMR）、低ベータ波、高ベータ波、ガンマ波である。デルタ波は 0 ～ 3Hz（1 分あたりの周期）の間に発生する。これらの遅い波は睡眠と神経細胞の新生に関連している。シータ波は 4 ～ 7Hz の間で発生し、眠気や瞑想などの内的状態と関連している。アルファ波は 8 ～ 10Hz の間で発生し、落ち着いた集中状態や認知効率と関連している。アルファ波はアイドリング脳波とも表され、内的な注意状態から外的な注意状態への移行を助ける。感覚運動リズム（SMR）波は 13 ～ 15Hz の間に生じ、身体的および知覚的な落ち着きと関連している。ADHD の人は、SMR 波の制御がうまくいかないことが多い。低ベータ波は 15 ～ 20Hz の間で生じ、健康的な活動や問題解決と関連している。高ベータ波は 20Hz 以上で起こり、不安、固執、過活性と関連している。ガンマ波は約 40Hz で発生し、洞察、学習満足度、楽しみ、幸福と関連している。

　一般に、健康的な神経制御とは、適切なタスクに対して、適切なタイミングで、適切な脳波を働かせることである。神経の機能不全とは、不適切なタスクに対して、不適切なタイミングで、不適切な脳波にとらわれている状態であるといえる。たとえば、健康的に神経制御されている人は、眠りにつくために心身を落ち着かせ、眠気を作り出すために、シータ波を多く発生させ、その後、深い回復睡眠を得るためにデルタ波の状態に移行することができる。不健康な制御不全の人は、眠りにつこうとすると、ベータ波が過剰になったり「忙しい脳」活動から抜け出せなくなったりして、身体や思考を落ち着かせることができなくなる。このような人は、内的な眠気状態をなかなか作り出すことができず、入眠や睡眠維持が妨げられてしまう。QEEG アセスメントを行うには専門的な訓練と経験が必要になるが、そこから得られる情報は、問題のある脳の場所を特定し、その機能不全を修正するのに必要な脳波介入を同定するために有用である。

　5 チャンネル（あるいは 5 部位）の臨床 QEEG 検査は、臨床的に標準化されたものであり、ニューロカウンセリングを受けるクライエントの 95% に有意義な治療計画情報を提供することができる（Swingle, 2008）。この検査は 20 分ほどで実施でき、前頭葉（F3、F4）、前帯状回（Fz）、感覚運動帯（Cz）、後頭葉（O1）といっ

た5つの主要な脳部位に関する記述式レポートを作成してくれる。臨床規範デー
タベース上で、クライエントの結果を既知の臨床的問題を持つ集団と比較するこ
とで、5チャンネルQEEGの結果の妥当性を高めることができる。

　19チャンネル（あるいは19部位の）のQEEG検査は、一般人口が規範（標準
データ）となっている。より全体的な脳の機能不全が疑われる場合に最も有用で
ある。表出されている問題の例として、頭部外傷、酸素欠乏、高熱、薬物乱用な
どは、より全体的な機能不全を反映している可能性がある。この検査は約1時間
で完了し、神経学的機能不全の可能性について色分けされた視覚図または脳マッ
プが作成される。脳波データの収集は一般的な手順と同じであるが、特別な訓練
を受けた技術者が19個のセンサーがついたキャップを患者の頭にかぶせ、その
結果を解釈する必要がある。一般集団規範とは、クライエントの結果を一般集団
と比較することを指す。一般的な規範データの1つとして、Bob Thatcherらが開
発したニューロガイド（Neuroguide; 1989, 2003）がある。クライエントのスコアが
標準偏差から1.5～2標準偏差を下回る場合、重大な神経学的機能不全の場所を
示している可能性が高いと考えられる。

　定量的脳波のさらなる応用形として、LORETAあるいは低解像度脳電磁ト
モグラフィと呼ばれる脳機能イメージング技術がある。LORETAは、Pascual-
Marqui, Michel & Lehman（1994）によって最初に提唱された技術で、19チャンネ
ルQEEGで収集された表面電極データから脳の深部領域の相対的な電気活動を
求める方法である。LORETAはこの推定情報を用いて、クライエントの皮質活
動のリアルタイムの3次元モデルを作成することができる。これは、カウンセ
ラーとクライエントが、ニューロカウンセリング介入の前と後の両方で、クライ
エントの脳の3次元視覚イメージをリアルタイムで観察することができるという
点で特に大きな意味を持つ。

治療計画

　包括的なニューロカウンセリングの治療計画には、現在の問題に優先順位を
つける、神経学的機能不全の評価から示唆される脳部位を特定する、ニューロカ

ウンセリング介入を選択する、神経可塑性を改善する方法についてクライエントにコーチングするための行動目標を同定する、といった 4 つのステップが含まれる。ニューロカウンセリング介入は、クライエントの根底にある神経学的機能不全を改善する可能性を持つものである。しかしながら、クライエントが求める生活変化をそのまま達成できるようになるためのスキルや支持的な対人環境を提供するような従来のカウンセリング介入の効果に取って代わるものではない。たいていの場合、カウンセリング単体では変化を起こすのに苦労していたクライエントが、神経学的な制御能力を高めることで、セラピーで学んだことをよりうまく生活に適用できるようになる、といった具合である。

現在の問題の優先順位づけ

　クライエントが現在抱えている問題に優先順位をつけるには、ニューロカウンセリングのアセスメント結果を検討し、その内容を整理することから始める。心理社会的病歴は、カウンセラーが最初に神経学的機能不全の潜在的原因を特定する助けとなる。まず初めに、聴取時にクライエントが「ある」と答えた内容を「クライエント治療計画サマリー」にリストアップする（図 3.1 参照）。次に、神経学的機能不全リスクアセスメントの結果を確認し、「はい」と答えた反応をクライエント治療計画に記載する。両者の項目の中には、クライエントの自己報告に対する妥当性を同時確認するための重複項目があることに注目されたい。続けて、治療計画サマリーに、スクリーニングチェックリストの結果も追加していく。これにより、同時検証のレベルがもう 1 段階上がることになるが、より重要なポイントとしては、現在の問題についての相対的な重要度が客観的に数値化されるため、優先順位がつけやすくなることである。問題チェックリストにおける重要な結果や、クライエント自身の現在の問題に関する優先順位に特に注意を払いながら、治療計画サマリーの中でそれらをハイライトしていく。一般的には、問題に対するクライエント自身の優先順位と、スクリーニングチェックリストの結果は一致する。しかし、場合によっては、明らかな不一致が見られることもある。これは、クライエントが自分自身の経験を否認していたり、心理的洞察が不足していたりすることが関連している可能性がある。

クライエント名：＿＿＿＿＿＿＿＿＿＿＿＿＿＿　年齢：＿＿＿＿＿＿＿　生年月日：＿＿＿＿＿＿

カウンセラー名：＿＿＿＿＿＿＿＿＿＿＿＿＿＿　日付：＿＿＿＿＿＿＿＿＿＿＿＿＿＿＿＿＿＿

心理社会的病歴（上位10項目）

1.＿＿＿＿＿＿＿＿＿＿＿　　6.＿＿＿＿＿＿＿＿＿＿＿

2.＿＿＿＿＿＿＿＿＿＿＿　　7.＿＿＿＿＿＿＿＿＿＿＿

3.＿＿＿＿＿＿＿＿＿＿＿　　8.＿＿＿＿＿＿＿＿＿＿＿

4.＿＿＿＿＿＿＿＿＿＿＿　　9.＿＿＿＿＿＿＿＿＿＿＿

5.＿＿＿＿＿＿＿＿＿＿＿　　10.＿＿＿＿＿＿＿＿＿＿＿

神経学的リスクアセスメント（上位6項目）

1.＿＿＿＿＿＿＿＿＿＿＿　　4.＿＿＿＿＿＿＿＿＿＿＿

2.＿＿＿＿＿＿＿＿＿＿＿　　5.＿＿＿＿＿＿＿＿＿＿＿

3.＿＿＿＿＿＿＿＿＿＿＿　　6.＿＿＿＿＿＿＿＿＿＿＿

基本的なスクリーニングチェックリスト（丸をつける）

不安：＿＿＿平均　　＿＿＿中等度　　＿＿＿重症

うつ：＿＿＿平均　　＿＿＿中等度　　＿＿＿重症

外傷（トラウマ）：＿＿＿平均　　＿＿＿中等度　　＿＿＿重症

注意：＿＿＿平均　　＿＿＿中等度　　＿＿＿重症

問題チェックリストと症状評価フォーム

上位 3 の症状：＿＿＿＿＿＿＿＿＿／＿＿＿＿＿＿＿＿／＿＿＿＿＿＿＿

他の7症状：＿＿＿＿＿＿＿／＿＿＿＿＿＿＿／＿＿＿＿＿＿＿

＿＿＿＿／＿＿＿＿／＿＿＿＿＿

他の関係する尺度（結論）

不眠：＿＿＿＿＿＿＿＿＿＿＿＿＿＿＿＿＿＿＿＿

身体知覚：＿＿＿＿＿＿＿＿＿＿＿＿＿＿＿＿＿＿＿

怒り：＿＿＿＿＿＿＿＿＿＿＿＿＿＿＿＿＿＿＿＿

実行機能：＿＿＿＿＿＿＿＿＿＿＿＿＿＿＿＿＿＿＿

認知機能：＿＿＿＿＿＿＿＿＿＿＿＿＿＿＿＿＿＿＿

生理的・神経学的な機能のベースライン測定

Continuous Performance test：視覚＿＿＿（過活性/低活性）　　聴覚＿＿＿（過活性/低活性）

CBS　認知的アセスメント（平均を下回る得点）：＿＿＿＿＿＿＿＿＿

末梢皮膚温：温度/評価　＿＿＿28.8℃以下、緊張　＿＿＿平均　＿＿＿32.2℃以上、リラックス

心拍変動：＿＿＿交感神経反応　　＿＿＿副交感神経反応

5チャンネルQEEG（問題がある領域）：＿＿＿F3　＿＿＿F4　＿＿＿FZ　＿＿＿CZ　＿＿＿C

19チャンネルQEEG（追加の問題領域）：＿＿＿＿＿＿＿＿＿＿＿＿＿＿＿

現在の問題の優先順位（上位3位）

1.＿＿＿＿＿＿＿＿＿　2.＿＿＿＿＿＿＿＿＿　3.＿＿＿＿＿＿＿＿＿

頭部機能マップの特定（場所と機能）

1.＿＿＿＿＿＿＿＿＿　2.＿＿＿＿＿＿＿＿＿　3.＿＿＿＿＿＿＿＿＿

ニューロカウンセリング介入の選択

1.＿＿＿＿＿＿＿＿＿　2.＿＿＿＿＿＿＿＿＿　3.＿＿＿＿＿＿＿＿＿

神経可塑性を高めるための行動変容コーチング

＿＿＿食品サプリメント　＿＿＿食習慣　＿＿＿リラクゼーション/瞑想戦略

＿＿＿睡眠　＿＿＿物質使用　＿＿＿社会的相互作用

＿＿＿運動　＿＿＿スクリーン時間　＿＿＿知的な挑戦

図 3.1.　クライエント治療計画サマリー

　治療計画に含めることが可能な場合は、さらに深いレベルの同時検証として、「生理的・神経学的機能のベースライン」や「定量的脳波検査」で見つかった重要な結果の内容をサマリーに記載する。これらは、クライエントの神経学的機能不全がもたらす生理学的影響に関する現在のアセスメントや、その機能不全の場所や性質に関する直接的な評価を提供してくれる。これらは焦点が絞られた妥当性の高い治療計画のためには非常に有用である。しかし、こういったアセスメント資源を利用できないカウンセラーであっても「頭部機能マップ」を用いることで、前述のアセスメント結果から脳の位置を特定することが十分に可能である。

頭部機能マップ

　図 3.2 の「頭部機能マップ」は、国際 10-20 システム (Jasper, 1958) によって定義されたそれぞれの脳の位置や機能 (John Anderson, 2018) を示している。このマップは、鼻または鼻根点を北に、後頭隆起または後頭部を南に、耳を西と東に配置した人の頭部輪郭上に表示されている。また、「頭部機能マップ」は、座標系によって構成されている。各座標には文字と数字があり、グリッド状に脳を横切っている。座標の文字は脳の各領域を表し、F は前頭葉、Fp は前頭前皮質、C は感覚運動帯、T は側頭葉、P は頭頂葉、O は後頭葉を表している。数字は偶数が右半球、奇数が左半球に割り当てられている。この座標グリッドシステムを理解することは、本書で説明されているニューロカウンセリングの場所を知るための重要なポイントである。

　さらに重要なことは、この「頭部機能マップ」が脳機能の位置を二次元的に表現しているのに対し、本書で紹介する LORETA 画像は三次元の表現になっているということである。つまり、LORETA は、カウンセラーの脳機能に対する概念的理解を、トポロジー的な視点から、奥行きのある 3 次元空間の視点に拡張する。また、これは、脳が灰白質 (特定の位置づけられた機能) と、白質 (脳全体のネットワークコミュニケーション機能) の両方で機能していることをカウンセラーに思い出させる役割も果たしている。

　カウンセラーには、国際 10-20 座標系グリッドと各脳の位置に対応した機能の説明に慣れることを強く勧める。カウンセラーがアセスメントの結果を、対応

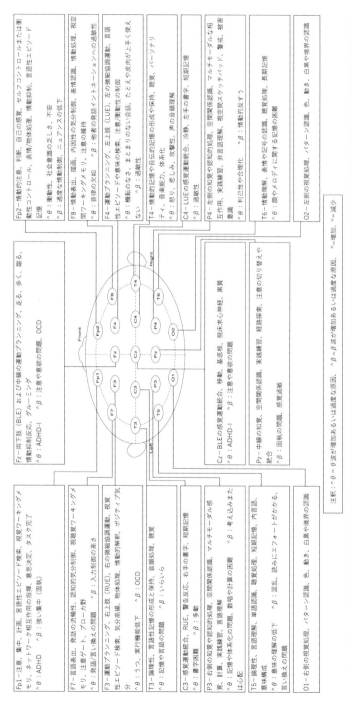

図3.2　頭部機能マップ

する脳の位置や標的となるニューロカウンセリング介入に置き換えることができるのは、この「頭部機能マップ」の機能的説明を深く理解しているからに他ならない。

ニューロカウンセリング介入の選択

　アセスメント結果とそれらに対応する「頭部機能マップ」との関連性に基づいて、ニューロカウンセリング介入を選択する。問題チェックリストでクライエントが優先づけた問題、神経学的機能不全リスクアセスメント、行動チェックリストにおける現在の重要な問題、ベースラインの生理的・神経学的機能、定量的脳波検査(利用可能なら)を考慮しながら、カウンセラーは「頭部機能マップ」の説明書きを確認して、ニューロカウンセリング介入を行う主な脳部位を選択する。

　一般的に、不安の問題は右前頭葉と右半球で、うつ病は左前頭葉と左半球で、強迫症の問題は前頭葉と正中線で、睡眠の問題は感覚運動帯と後頭葉で、感情的トラウマは正中線と後頭葉で、注意や認知効率の問題は前頭葉か感覚運動帯で対処するのが最も効果的である。

　特定のニューロカウンセリング介入に対するクライエントの初期または継続的な反応は、治療計画を実行する際にカウンセラーを導いてくれる価値あるフィードバックである。場合によっては、意味のある変化が非常に早く観察されたり、嫌悪反応がすぐに現れたりする。選択された介入に対するクライエントの反応は、アセスメント結果の範囲や妥当性にかかわらず、効果的な脳部位と介入法を確認するための最も適切なバロメーターである。

神経可塑性を高めるための行動変容のコーチング

　心理社会的病歴と神経学的機能不全リスクアセスメントは、クライエントのベースラインの神経可塑性を理解する上で有用な情報を与えてくれる。ベースラインの神経可塑性が低いと、ニューロカウンセリング介入の進行が妨げられやすく、神経可塑性が高いと進みやすくなる。生活上の機能不全にほとんど曝されていない子どもでは、生活上の機能不全の影響を頻繁に受けている大人よりも神経可塑性が優れていることもよくある。神経可塑性の改善に向けたコーチングで

は、栄養補助食品、睡眠、運動、食事、物質乱用、スクリーンタイム、リラク
ゼーションあるいは瞑想戦略、社会的相互作用、知的な挑戦、が主なテーマとな
る。

　神経学的機能と神経可塑性を最適化するための膨大な戦略は、多くの著者
によってまとめられている。Rock ら（2012）は、自らのモデルを「脳を最適化す
るための健康的なマインドプレート（The Healthy Mind Platter for Optimal Brain
Matter)」と表現した。Chapin & Russell-Chapin（2014）は「自己制御戦略」について
記載している。Ivey, Ivey & Zalaquett（2018）は 17 の「治療的ライフスタイル変化」
について、また、Russell-Chapin（2017）は「ウェルネスと最適パフォーマンス」に
ついてそれぞれ記している。これらの資料には、神経可塑性を改善することがで
きる行動変容についての基礎研究も多く紹介されている。

　神経可塑性を改善するために最も重要な食品サプリメントには、オメガ 3 脂
肪酸、クルクミンあるいはウコン、ビタミン D、N- アセチルシステイン（NAC)、
メラトニンなどがある。オメガ 3 とクルクミンには抗炎症作用があり、神経学
的・免疫学的機能の改善をサポートする。ビタミン D も免疫機能を改善し、概
日周期の調節を助けることが分かっている。NAC は神経機能を直接サポートし、
ニューロンのグルタミン酸作動性機能を助ける。メラトニンは覚醒 - 睡眠サイク
ルを補助するホルモンであり、睡眠に問題を抱える人によく勧められ、睡眠の深
い回復段階へのアクセスを促進する。食品サプリメントを勧める際にはいくつか
注意が必要である。処方された薬との思わぬ相互作用を避けるため、医師または
ホメオパシーの専門家に相談するのが最善であろう。

　睡眠は、身体回復、免疫機能、記憶の再構成、認知効率にとって極めて重要
である。成人では 7 ～ 8 時間、学童期では 9 ～ 11 時間、10 代では 8 ～ 10 時間
が推奨されている。クライエントに睡眠の問題が認められる場合は、まずその問
題を解決するのが最善である。なぜなら、良質で健康的な睡眠は、他のすべての
変化の土台となるからである。

　毎日最低 20 分の有酸素運動は、多くの人に推奨されている。運動には、身体
的、神経的、認知的、精神的な健康上のメリットがあることが分かっている。週
3 回、40 分間の有酸素運動は、神経新生にとっての"ミラクルグロ"である脳由

来神経栄養因子（BDNF）の脳内産生を刺激する（Ratey, 2008）。毎日の運動、特にパートナーとの運動は、慢性うつ病の治療において抗うつ薬と同等の効果があることが分かっている。

　単純炭水化物や砂糖の過剰摂取は神経機能、記憶、神経可塑性に悪影響を及ぼすことが分かっている。脳の機能を最適化するための最も健康的な食事は、赤身のタンパク質、複合炭水化物（野菜やベリー類）、飽和・一価不飽和脂肪（ココナッツオイルやオリーブオイル）である。

　アルコール、ニコチン、カフェイン、違法薬物、長期にわたる薬の使用は、神経学的機能不全を引き起こす可能性がある。これらは長期にわたると、脳の機能と構造の両方に影響を及ぼす可能性がある。適度な飲酒（女性なら 1 日 1 杯、男性なら 1 日 2 杯）が健康によいという研究結果もあるが、感情的・生理的ストレスを制御するための方法としてアルコールや他の物質に依存するようになるクライエントもいる。同様に、医薬品の多くは、元々は医学的・心理学的な症状を治療するつもりが、やがて生理的・神経学的機能に対する脳の自己制御力を損ねてしまう可能性がある。さらに、現在では複数の州で合法化されているものの、大麻の使用は 10 代や若年成人といった発達途上の脳に特に有害である。高齢者が過度に使用することも、長期にわたるアルコール乱用と同様の神経学的機能不全を引き起こす可能性がある。このような問題を抱えるクライエントの感情的・身体的な自己制御には、物質を用いないアプローチが有効である。

　学校や職場で必要な時間以外での 1 日 2 時間以上の過度なスクリーン使用は、重大な神経学的機能不全、認知効率の低下、うつ病などの原因になることが明らかにされている。特にテレビゲームのプレイ時間、ソーシャルメディア、頻繁にスクロールするような過度なスクリーン使用は、主要な脳波機能を低下させ、不注意型 ADD、大麻依存、若年性認知症などと同じような脳波パターンをもたらすという研究結果もある。

　脳の機能と構造の両方を改善するためのリラクゼーションや瞑想戦略も数多く存在する。これには、一般的な筋弛緩法、誘導心的イメージ法、瞑想や祈り、末梢皮膚温トレーニング、横隔膜呼吸法、心拍変動トレーニング、治療的ハーモニクス、視聴覚同調法、経頭蓋直流電気刺激法、ニューロフィードバックトレー

ニングなどがある。ニューロカウンセリング介入では、これらの戦略が多く採用されている。

　健康的な愛着、感情、対人関係、身体的、神経学的機能において、社会的・地域的関わりが極めて重要であることは多くの研究者が明らかにしている。「面と向かった（"face to face"）」人付き合いや、生涯の友との時間、強固な夫婦関係、コミュニティ組織とのつながりを持つことは、血圧、循環器系、内分泌系、免疫系の機能を改善する。また、寿命を最大9年延ばすことも知られている。さらに、社会的関与システム（Porges, 2011）やカウンセリング関係（Ivey, Ivey & Zalaquett, 2018）は、健全な対人関係や神経機能の前兆である副交感神経機能の休息‐回復状態を促進することが分かっている。憂うべきことであるが、社会経済的・文化的に恵まれていない人々にとって、そういった機会がないことの深刻さも明らかにされている。

　最後に、知的な挑戦もまた神経可塑性を促進することが分かっている。知的な挑戦は、神経細胞の発芽や活性化、成長を促すような認知活動を引き起こす。挑戦が少ないニューロンは、根が少なく、幹が細く、枝がまばらな、もがき苦しんでいる木のように見える。より強く挑戦的なニューロンは、根が深く伸びて広がり、健康な幹が太く、枝が広がっている木のように見える。知的な挑戦には、新しい言語を学んだり、楽器を始めたり、新しい環境に参加したりといった、より複雑な課題が含まれる。

ニューロカウンセリングのアウトカム評価

　ニューロカウンセリングにおけるアウトカム評価は、いくつかの理由によって複雑で困難である場合がある。クライエントが自分の変化に気づいていない一方で、周囲の人がクライエントの行動や、感情制御、対人的相互作用、認知機能などが大きく違ってきたことに気づくこともよくある。ニューロカウンセリングは、神経学的機能の微細な変化を誘発することが分かっているが、これらがクライエントの意識レベル下で生じることも珍しくない。ニューロカウンセリングの経過中に神経学的変化が徐々に進行するものの、一般的には最後のニューロカウ

ンセリングセッションからかなり時間がかからないと般化しない。なぜなら、より効果的に機能するようになった自分の脳を、最後のセッションが終わった後にクライエントが日常生活で使い始めるようになったばかりだからである。時間が経過していく中で、環境からのフィードバックがクライエントの神経学的・行動的変化の両方を必然的に強化し、以前は気づけなかったことが意識化されるようになり、そうして、生みだされた恩恵がようやく明白になっていくのである。また、神経学的変化と行動的変化は必ずしも直線的ではないため、神経学的にはたとえ微妙な変化であっても、結果的に行動に大きな変化をもたらす可能性があることを認識しておくことも重要である。

変化に対する客観的評価

　変化に対する客観的評価は、様々な時点で実施可能である。基本的な方法としては、バーンズ不安尺度やベックうつ病尺度、PCL トラウマチェックリスト、アーメン・ブレインシステム・チェックリストなどの主要なスクリーニングチェックリストを繰り返し実施するか、事後テストを行うことである。これらはクライエントの自己報告に依存するものであるが、標準化されているため、ニューロカウンセリング介入前後の妥当な評価結果を提供してくれる。前述したように、クライエントが最後のカウンセリングセッション直後にはあまり変化を感じていない可能性を踏まえるならば、最後のセッションの数週間後まで事後テストの時期を延期するか、最終セッション直後と数週間後の両方で事後テストを実施するのがベストかもしれない。同じ理屈が、不眠、身体知覚、怒り、実行機能、認知機能などの他の関連尺度における事後テストの場合にもあてはまる。

変化に対するクライエント自己報告

　前述したように、クライエントの変化に関する自己報告をアセスメントに含めることには、明白な理由がある。最も効果的な方法は、最後のセッションの直後とその数週間後に、事後評価として問題チェックリストと症状評価票の測定を繰り返すことである。また、ニューロカウンセリング介入を実施している間、10セッションごとに問題チェックリストと症状評価票を実施することも有用であ

る。こうすることで、カウンセラーとクライエントの双方が、時間の経過と共に
進捗を追っていくことができるようになり、チェックリストの結果に基づき判明
した後退を両者が共に知ることができる。神経学的変化と行動変容の関係は微細
かつ非線形であることから、変化に関するクライエントの自己報告こそが、最も
価値があり、タイムリーで、両者が利用できる経済的な情報源であると強く主張
する声も存在する。

観察情報

　アウトカム評価に関する最後の方法は、カウンセラーの観察および第三者か
らのクライエントの変化に関する報告である。これは客観的妥当性がある情報で
はないものの、カウンセラーとクライエントの双方にとって、非常に感慨深い
フィードバック源となることが多い。ニューロカウンセリングに取り組んでいる
間、クライエントは自分の生活について非常に説得力のある観察やコメントをす
ることがある。神経学的な制御が改善したサインとして、クライエントから睡眠
が改善し、夢を見ることが増えたと報告を受けることもある。家庭での衝突が
減ったことや、思いがけない幸福感に包まれたできごとを報告することもある。
また、個人的な人間関係に生じたブレイクスルーについて話したり、人生におけ
る重要な決断を下したり、あるいは単に、銀食器をきれいにした、クローゼット
を整理した、以前は脇に置いていた本を楽しんだといった、思いがけない行動を
報告することもある。第三者による観察内容やコメントも、時には非常に参考に
なる。例えば、教師から「子どもが落ち着いて授業に参加できるようになった」
という報告を受けたり、精神科医から「ニューロカウンセリング後のクライエン
トの目覚ましい進歩に驚いた」という報告を受けたり、配偶者から「パートナー
と落ち着いて会話できて満足している」という報告を受けたり、医師からカウン
セラーに減薬が妥当かどうか意見を求められたりすることがある。ある意味で
は、こうした第三者による観察やコメントは、他の客観報告や自己報告に基づく
チェックリストの結果よりも、クライエントやカウンセラーにより当てはまる。

結語 ―――

　ニューロカウンセリングを進めていく中で、アセスメント、治療計画、アウトカム評価は非常に重要である。これらは、カウンセラーがクライエントの現在の懸念事項とその根底にある神経学的機能不全の本質を理解するための指針となる。これらはカウンセラーが行う概念化を、脳機能に関するトポロジカルな脳波図や 3 次元 LORETA 画像上に描写・拡大するものである。また、これらは特定の脳の場所やその神経学的機能、およびクライエントの生理学的、行動学的、感情的、対人関係的、認知的機能を再制御するために役立ちそうなニューロカウンセリング介入へとカウンセラーの意識を向けてくれる。有意な変化がニューロカウンセリングの最終目標である一方で、このアセスメントプロセスはたくさんの有意義な形をとることができる。たとえば、客観的評価や主観的自己報告、第三者による観察などである。意味のある変化が起こる瞬間は捉えにくいこともある。それは、ニューロカウンセリングの最中に起こることもあれば、その直後に起こることもあるし、何週間も経ってから、クライエントが生活の中で神経機能を再制御できたことの恩恵として、環境からのフィードバックを経験する機会を得た後に起こることもあるだろう。

　時には、ニューロカウンセリングだけでは、クライエントが自らの目標に十分に到達できないこともある。望ましくないライフスタイルの影響や経験のせいで、神経可塑性のレベルが弱い状態でカウンセリングにやってくることもあるかもしれない。これらの行動を変容し、中核となる神経可塑性を強化するために、まずはコーチングが必要かもしれない。基礎的な神経学的機能不全を回復させるために、より広範な臨床的ニューロフィードバックが必要な場合もあるだろう。また、ニューロカウンセリングの前後で、凝り固まった心理社会的苦痛を軽減したり、新たなコーピング戦略を学んだりするような従来のカウンセリングが必要になったり、時には圧倒されるような個人的変化の過程を導く手助けとなる支持的な専門家との信頼関係を経験したりすることも必要となることがあるだろう。

文献

Amen, D. (2013). *Healing ADD: The breakthrough program that allows you to see and help the seven types of ADD* (revised edition). New York: Penguin Group (USA).

Amen, D. (2014). *Amen Brain System Checklist*. Retrieved April 14, 2020 from www. drsusanmarra.com/wp-content/uploads/2014/10/AmenBrain.pdf.

Anderson, J. (2018). *Head Map of Functions*. Personal communication.

Barkley, R.A. (2011). *Barkley Deficiencies in Executive Function Scale (BDEFS-LF)*. New York: Guilford Press.

Beck, A.T., Steer, R.A. & Brown, G.K. (1996). *Manual for the Beck Depression Inventory-II*. San Antonio, TX: Psychological Corporation.

Burns, D.D. (1993). *Ten Days to Self-Esteem*. New York: Quill.

CBS (2020). Cambridge Brain Sciences (CBS). Toronto. Retrieved from www. cambridgebrainsciences.com.

Chapin, T.J. & Russell-Chapin, L. (2014). *Neurotherapy and Neurofeedback: Brain-based treatment for psychological and behavioral problems*. New York: Routledge.

Cognistat (2015). *2015 Cognistat Manual*. Montreal: Cognistat Inc.

DiGiuseppe, R. & Tafrate, R.C. (2004). *Anger Disorders Scale (ADS): Technical manual*. North Tonawand, NY: Multihealth Systems.

Goyal, M.S., Blazey, T.M., Su, Y., Couture, L.E., Durbin, T.J., Batemen, R.J., Benzinger, T.L.S., Morris, J.C., Raichle, M.E. & Vlassenko, A.G. (2019). Persistent metabolic youth in the aging female brain. *Proceedings of the National Academy of Sciences*. DOI:10.1073/pnas,1815917116.

Greenburg, L.M. & Waldman, I.D. (1993). Developmental normative data on the Test of Variable Attention (TOVA). *Journal of Child Psychology and Psychiatry* 34, 1019–1030.

Ivey, A.E., Ivey Bradford, M. & Zalaquett, C. (2018). *Intentional Interviewing and Counseling* (9th ed). Boston, MA: Cengage Learning.

Jasper, H.H. (1958). Report of the committee on methods of clinical examination in electroencephalography. *Electroencephalography and Clinical Neurophysiology* 10(2), 370–375. DOI:10.1016.0013-4694(58)90053-1.

Julvez, J., Paus, T., Bellinger, D., Eskenazi, B., Tiemeier, H., Pearce, N., Ritz, B., White, T., Ramchandani, P., Domingo Gispert, J., Desrivieres, S., Brouwer, R., Boucher, O., Alamany, S., Lopez-Vicenta, M., Suades-Gonzales, E., Forns, J., Grandjuean, P. & Sunyer, J. (2016). Environment and brain development: Challenges in the global context. *Neuroepidemiology* 46, 79–82. DOI:10.1159/000442256.

McCraty, R., Atkinson, M., Tomasino, D. & Bradley, R.T. (2009). The coherent heart: Heart-brain interactions, psychophysiological coherence, and the emergence of system-wide order. *Integral Review* 5(2), 10–115.

Morin, C.M., Belleville, G., Belanger, L. & Ives, H. (2011). The Insomnia Severity Index:

Psychometric indicators to detect insomnia cases and evaluate treatment response. *Sleep* 34, 601-608.

Pascual-Marque, R.D., Michel, C.M. & Lehmann, D. (1994). Low resolution electromagnetic tomography: A new method for localizing electrical activity in the brain. *International Journal of Psychophysiology* 18, 49-65.

Porges, S. (1993). Body perception questionnaire. Retrieved April 14, 2020 from www/ stephenporges.com.

Porges, S. (2011). *The Polyvagal Theory*. New York: Norton.

Ratey, J.J. (2008). *Spark: The revolutionary new science of exercise and the brain*. New York: Little Brown.

Rock, D., Seigel, D.J., Poelman, S.A.Y. & Payne, J. (2012). The healthy mind platter. *Neuroleadership Journal* 4, 1-23.

Russell-Chapin, L. (2017). Neurocounseling assessment. In T.A. Field, L.K. Jones, and L. Russell-Chapin (eds.), *Neurocounseling: Brain-based clinical approaches*, pp.115-131. Alexandria, VA: American Counseling Association.

Siegel, D.J. (2012). *Pocket Guide to Interpersonal Neurobiology: An integrative handbook of the mind*. New York: W.W. Norton.

Siegel, D.J. (2013). *Brainstorm: The power and purpose of the teenage brain*. New York: Jeremy P. Tarcher/ Penguin, a member of Penguin Group (USA).

Swingle, P. (2008). *Basic Neurotherapy: The clinician's guide*. Vancouver, BC.

Thatcher, R.W., Walker, R.A., Biver, C.J., North, D.M. & Curtin, R. (2003). Sensitivity and specificity of the neuroguide EEG normative database: Validation and clinical correlation. *Journal of Neurotherapy* 7(3-4), 87-121.

Thatcher, R.W., Walker, R.A., Gerson, I. & Geisler, F. (1989). EEG discriminant analysis of mild head trauma. *Electroencephalography and Clinical Neurophysiology* 73, 93-106.

Weathers, F.W., Litz, B.T., Keane, T.M. Palmieri, P.A. Marx, B.P. & Schnurr, P.P. (2013). The PTSD checklist for DSM-5 (PCL-5), Retrieved April 14, 2020 from www.ptsd.va.gov/ professional/assessment/adult-sr/ptsd-checklist.asp.

Xin, J., Zhang, Y., Tang, Y. & Yang, Y. (2019). Brain differences between man and women: Evidence from deep learning. *Frontiers of Neuroscience* 13(185). DOI:10.3389/ fnins.2019,00185.

第 **2** 部

ニューロカウンセリングの実践方法

第 4 章

前頭前皮質（Fp1, Fp2）：
脳の CEO と共に歩む

クリスティン・ネイヴ、ジェーソン・デフォード

　本書の著者であり、臨床家でもあるテッド・チャピンとロリ・ラッセル＝チャ
ピン (2014) は、私たちが「行動の生物学的基盤をより深く理解し、クライエント
の利益のためにそのポテンシャルを活用する方法を学ぶ」必要があると述べてい
る。この言葉は本書全体の根幹ともいえる。このことを達成するために、前頭前
皮質 (Fp1, Fp2) から学びを始めていこう。これら 2 つの脳部位やその機能が私た
ちの日常生活にどのように影響するか理解を深めることは、私たちの健康的な生
活に欠かせないばかりか、支援の専門家がカウンセリング介入を効率よく届ける
方法についてもっと理解していくうえでも重要である。では、Fp1 と Fp2 につい
て探求していこう。

Fp1 の場所と機能

　Fp1 は脳の左半球の左前部に位置している（図 4.1）。ここは人のパーソナリ
ティの核となる場所であり、したがって、人間的な営みの成否に関する重要な役
割を果たしているといえる。Fp1 の重要な役割は注意、集中、意思決定、計画、
課題遂行、言語性エピソード検索、視覚性ワーキングメモリである（Chapin &
Chapin-Russell, 2014）。前頭皮質が効果的に働くと、ネガティブなできごとをポ
ジティブな結果へとつなげるための強みへと意識を向けることができる。その主
な活動は内的目標に沿って思考や行動を省みることであると考えられている。人

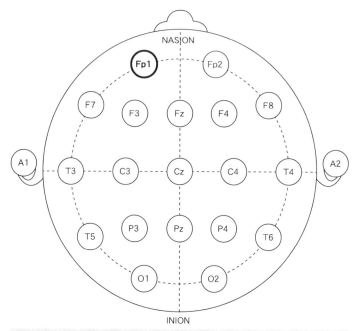

図 4.1　Fp1 の場所をハイライトした頭部マップ

は同じニューロンの競合によって類似のものごとを同時に行うことができないため、前頭前皮質があるタスクから注意を切り離し、他のあるタスクに注意を向ける（Carter, 2019）。さらに、前頭皮質は扁桃体に最も強く投射しており、このことが「社会脳」と呼ばれるネットワークを形成している。

機能不全の影響

　脳は敏感で高機能な器官であるため、生涯を通じて健全に育まれる必要がある。脳へのケアや養育が足りなければ機能不全が生じてしまう可能性がある。機能不全は、神経細胞と脳組織間のコミュニケーションに支障が生じ、ミラーニューロンの発火が少なくなることで生じる（Ivey et al., 2009）。慢性的で強い、または予測不可能なストレッサーは、継続的なストレスホルモンへの曝露によって自己制御システムを崩壊させてしまう（Bridgett et al, 2015）。こうした前頭前野／前頭皮質の機能不全は、うつ病、ADHD、OCD、統合失調症、双極性障害（症）、

外傷性脳損傷、パーソナリティ障害、PTSD などの、よく知られた精神疾患と関連している。あるクライエントは、トラウマやネグレクトに対する扁桃体の過活性の結果として、重度の不安や妄想を抱いてしまうこともあるだろう。何かに集中したりタスクを遂行したりすることが難しく、意欲やつながりが少なくなったクライエントは、まるで「霧の中」にいるように診察に訪れる。衝動性が高い人は自分の言動や行動の意味や結果を考えずに反応してしまう傾向がある。前頭葉の損傷は、発話障害、協調運動障害、パーソナリティの変化、情動制御の困難、計画の見直しやスケジュール遵守の困難性などの症状を引き起こす可能性がある (Villines, 2017)。Fp1 に機能不全がみられる人の場合には、ベータ波の増加（または過多）による注意の固執がよく認められる。また、シータ波の機能不全としては、シータ波の過活性が注意欠如多動症 (ADHD) につながることがある。

２つのニューロカウンセリング介入

■ リフレーミング

　リフレーミングは、自己の気づきを通してポジティブな結果や変化を探りながら、感情的な出来事や思考を振り返る洞察法である。衝動性が高い人は、自分の言動や行動の意味や結果をよく考えずに反応する傾向がある (Bridgett et al., 2015)。リフレーミングを定期的に実践するには時間や労力、自己鍛錬が必要であるが、自己制御を促進し、気分や行動の改善へとつなげることができる (Bloom & Bloom, 2007)。

　　　ステップ１：クライエントに、できるだけ詳しく、できるだけ客観的に過去のネガティブな出来事を具体化してもらう。多くのネガティブな出来事は "認知のゆがみ"[11] によって、私たちの心の中でより悪いものになっているため、この具体化の作業が重要である。
　　　ステップ２：この過去の出来事が、実際とはどのように異なっていた可能性があるかについてクライエントと一緒に探ってみる。認知のゆがみ

---

11) "ゆがみ" という表記に対する懸念も指摘されているが、「cognitive distortion」の訳としてよく使用される「認知のゆがみ」を訳語に用いた。認知の偏り、考え方のクセ、などとも呼ばれる。

　　に挑戦し、最初の考えを変えることで、それに伴う感情や行動も良い
　　方向に変化するかどうかを探ってみる。

　ステップ 3 ：前向きで健康的な考えや決断を取り入れた新たなストーリー
　　を語りなおす。出来事を新たな視点でリプレイして、どのように違っ
　　た展開になったのか、あるいは、クライエントの苦痛が軽減できたの
　　かを検討する。

　ステップ 4 ：たとえその出来事が変わらなくても、将来の出来事に対する
　　捉え方や、行動、意思決定がポジティブな結果をもたらす可能性があ
　　る。クライエントに将来の出来事を書き出してもらい、以上のステッ
　　プを通して、その時のネガティブな捉え方に異議を唱えるよう促す。

　　この介入にかかる時間：30 〜 50 分

▪ タスクの分解／計画

　タスクの分解は体系化や計画機能を改善するための有効なツールである。問
題解決は、再発を予防し、生活の質を最大化するための心理的／行動的機能を高
めることを目的とした建設的なスキルのトレーニングに焦点を当てた臨床介入で
ある（Nezu, Nezu & D'Zurila, 2006）。集中、計画性、体系化が苦手なクライエン
トにとっては、ちょっとしたルーティンワークが負担になることがある。問題解
決は適応的な問題解決スキルに焦点を当てた介入である（Bell & D'Zurilla, 2009）
（図 4.2）。

　ステップ 1 ：クライエントと一緒に、単純なタスクを定義する。条件は何
　　か、なぜ達成する必要があるのかを具体的にする。一度に複数のタス
　　クを定義しないようにする。

　ステップ 2 ：このタスクをより小さなパーツに分割する。大きなタスクを
　　分解することで、マネジメントがしやすくなり、圧倒されにくくなる。
　　例えば、家を掃除するというのは大変そうであるが、皿洗いと洗濯に
　　分けることで、より実行しやすくなる。

　ステップ 3 ：スケジュールを作成する。分解したタスクの各パーツを、特

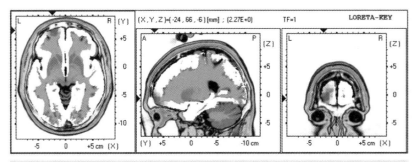

図 4.2　タスクの分解介入を実施中の Fp1 の LORETA スキャン

定の時間や出来事と結びつける（例：PM4 時、仕事から帰ったら、等）。
さらに、電話でリマインダーを設定したり、付箋を書いたりするなど、
クライエントがどのようにしてその計画を思い出すかを検討する。
ステップ 4：課題の準備をする。気が散るのを防ぐ方法、もしもの時のた
めの計画、必要な材料を集める方法、タスクに最適な準備の仕方など
を検討する。
ステップ 5：結果を想像する。個々のタスクと、より大きなタスクの両方
を完了させることで、ポジティブな感情や達成感を味わうことができ
ることを想像し、体験してみる。
この介入にかかる時間：30 〜 50 分

Fp2 の場所と機能

　Fp2 は、前頭葉の右半球に位置しており、前頭前野の一部である（図 4.3）。前
頭前野は、ヒトの脳の中で、完全な活性や髄鞘形成が最後にみられる部位であ
り、髄鞘化が完成して神経結合に自由に情報が流れるようになるのは 20 代後半
から 30 代前半と言われている（Carter, 2019）。前頭葉は、社会脳の一部である扁
桃体と相互作用し、私たちの実行機能を制御している。前頭葉システムの一部
としての Fp2 機能には、感情的な注意、判断、自己の感覚、自己制御／衝動制
御、顔物体処理、感情抑制、言語性エピソード記憶と関わるものがある（Chapin

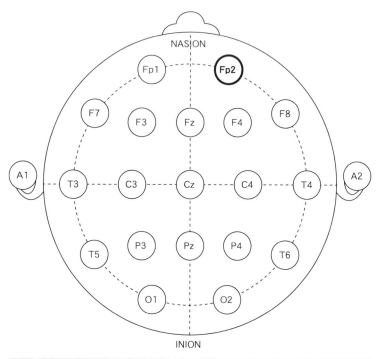

図 4.3　Fp2 の場所をハイライトした頭部マップ

& Russell-Chapin, 2014)。成熟前の子どもは情動に圧倒されることがあるが、前頭前野が成熟すれば Fp2 が健全に機能し、より思慮深く慎重な対応ができるようになる。

機能不全の影響

　クライエントを効果的に支援するためには、クライエントが経験している症状が、脳内のある種の機能不全とどのように関連しているかを理解することが重要である。その機能不全を正確に把握するためには、19 チャンネルの脳波計が必要になるかもしれない。しかし、これが常に可能とは限らない。そこで、Fp2 における機能不全について一般的に認められる症状や臨床的意味を、どのような脳波機能が影響を受けているか、と関連づけて考えればいい。Fp2 の機能不全に

関連する脳波の周波帯域としてはシータ波とベータ波がある。シータ波は一般的に 3 〜 7Hz とされ（Swingle, 2008）、高域では活動性が低下し、グローバルな思考、自発性、白昼夢、不注意、志向性のない思考、瞑想に関与し、低域では抑うつ、不安、眠気に関係する（Chapin & Russell-Chapin, 2014）。ベータ波は、一般的に 16 〜 25Hz（低ベータ）、28 〜 40Hz（高ベータ）とされ、情報処理や問題解決（Swingle, 2008）、集中、分析、リラックス思考、外的方向づけ（Demos, 2005）に関連する。Fp2 において機能不全が認められる場合、ベータ波の増加や過剰により、不安感が認められることが多い。不安に加えて、ベータ波活動の増加は、過度な情動コントロールや緻密さの低下に関連する問題を引き起こす可能性がある。シータ波の機能不全を特定した場合には、シータ波の過活性が衝動性（ADHD症状）や社会意識の低下につながる可能性がある。

2つのニューロカウンセリング介入

　前述したように、Fp2 が機能不全になる（ベータ波活動が高まる）と不安が現れることが多い。ここでは、増加したベータ波をコントロールするために、クライエントと一緒に使える非常にシンプルな 2 つのテクニックである、横隔膜呼吸とキルタン・クリヤと呼ばれる瞑想法を紹介する。この 2 つのテクニックは、交感神経系の活動を低下させ、副交感神経系を誘導する働きがある。横隔膜呼吸は高ベータ波活動を低下させ、さらに、イメージを誘導するようなこれらのテクニックはアルファ波状態を誘発し、落ち着いた注意状態を促すことができる。

▪ 横隔膜呼吸

　　ステップ1：まず、片手を胸に当て、もう片方の手を腹部か横隔膜（肋骨のすぐ下）に当てる。どちらの手が動くか注目する。胸が動いていたら、肺、心臓、脳に十分な酸素が行き渡らず、知らず知らずのうちにストレス反応を引き起こしている可能性がある。横隔膜が動いていたら、健康的な呼吸をしている可能性が高いが、1 分間に行う呼吸の数を減らす必要があるかもしれない。

　　ステップ2：1 分間にする呼吸の回数（吸って吐く）を数える。15 〜 25 回で

は多すぎ、12 〜 15 回が平均的で、4 〜 8 回が最適である。

ステップ 3 ：両手を固定したまま息を吸い、胸を張ったまま横隔膜を膨らませる。いっぱいになったら息を少し止めてから吐き出す。

ステップ 4 ：今度は、肺の空気がすべてなくなるまで息を吐ききる。まだ会話ができるようであれば、吐くべき空気が残っている。息を吸い込む前に再度、いったん息を止める。

ステップ 5 ：もう一度、横隔膜呼吸に集中している時の 1 分間の呼吸数を数える。繰り返すが、最適なリラックス状態は 1 分間に 4 〜 6 回である。

ステップ 6 ：横隔膜呼吸を 1 日 15 分練習する。すでにリラックスできている時間帯に行うのではなく、日中の活動的な時間帯に実践するようにする。

ステップ 7 ：横隔膜呼吸に取り組むことを意図的に思い出すために、リマインダー用のステッカー、メモ、メッセージ、小物などを戦略的に周りに置いておく。

この介入にかかる時間：10 〜 15 分

▪ キルタン・クリヤ瞑想

　キルタン・クリヤは、インドで生まれた古くからあるヨガ瞑想の実践法である。これは、マントラやチャンティング、指の動き(ムドラ)、視覚化、系列追跡など、瞑想の様々な要素を用いることで、脳の様々な領域に働きかける。Khalsa & Newberg（2011）によると、このタイプのヨガ瞑想は、繰り返し練習することで、脳血流の改善、前頭葉の脳波活動の増加、アセチルコリン、ノルエピネフリン、ドーパミンの補充、エネルギーレベルと睡眠の質の向上、コルチゾールレベルの低下など、いくつかの利点があることが示されている(図 4.4)。

ステップ 1 ：足を床につけて楽に座るか、足を組んでヨガのポーズをとる。背筋を伸ばし、（快適にできるなら）目を閉じて、まずは普通に呼吸をする。

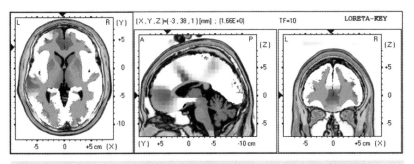

図 4.4　キルタン・クリヤ瞑想介入を実施中の Fp2 の LORETA スキャン

ステップ 2：何度か息を吸ったり吐いたりして、呼吸パターンを心地よく
　　　　　　リラックスできるペースまで落としていく。

ステップ 3：「サー、ター、ナー、マー」と、ゆるやかにチャンティングを
　　　　　　始める。

ステップ 4：唱えるたびに親指をそれぞれの指に触れていく指の動きを加
　　　　　　える。「サー」と言う時には親指と人差し指を、「ター」と言う時には親
　　　　　　指と中指を合わせるといった具合にする。

ステップ 5：約 2 分間、大きな声で音を唱え、その後さらに 2 分間、ささ
　　　　　　やくようにチャンティングを続ける。次に、4 分間、自分に向けて声を
　　　　　　出さずに唱える。再度、2 分間小声で唱える。最後に、もう一度大きな
　　　　　　声で 2 分間唱える。（計 12 分）

ステップ 6：最後に、息を深く吸い込み、両腕と両手を頭の上に伸ばし、
　　　　　　息を吐きながら左右に下ろす。

　　　　　　この介入にかかる時間：10 〜 15 分

結語 ———

　本章では、前頭前皮質および、実行機能（私たちが注意をコントロールし、望
ましくない行動を減らしたりなくしたり、計画、体系化、効果的な意思決定を行
うための機能）について学んできた。Fp1 と Fp2 の 2 つの部位それぞれについて、
機能不全因子と 2 つのニューロカウンセリング技法、および各部位の LORETA

活性画像を提示した。Fp1 のニューロカウンセリング技法として、リフレーミングと課題の分解／計画が、Fp2 のニューロカウンセリング技法として、横隔膜呼吸とキルタン・クリヤ瞑想があげられ、それぞれについて手順を示した。

文献

Bell, A.C. & D'Zurilla, T.J. (2009). Problem-solving therapy for depression: A meta-analysis. *Clinical Psychology Review* 29(4), 348-353.

Bloom, L. & Bloom, C. (2007). Reframing: The transformative power of suffering. *Psychology Today*. Retrieved from www.psychologytoday.com/us/blog/stronger-the-broken-places/201712/reframing.

Bridgett, D.J., Burt, N.M., Edwards, E. S. & Deater-Deckard, K. (2015). Intergenerational transmission of self-regulation: A multidisciplinary review and integrative conceptual framework. *Psychological Bulletin* 141(http://doi.org/10.1037/a0038662.

Carter, R. (2019). *The Human Brain Book*. New York: DK Publishing.

Chapin, T.J. & Russell-Chapin, L.A. (2014). *Neurotherapy and Neurofeedback: Brain-based treatment for psychological and behavioral problems*. New York: Routledge.

Demos, J.N. (2005). *Getting Started with Neurofeedback*. New York: Norton.

Ivey, A., BradfordIvey, M., Zalaquett, C. & Quirk, K. (2009) Counseling and neuroscience: The cutting edge of the coming decade. *Counseling Today*. Retrieved from: http://ct.counseling.org/2009/12/readeviewpointcounseling-neuroscience-the-cutting-edge-of-the-coming-decade.

Khalsa, D.S. & Newberg, A. (2011). Kirtan Kriya meditation: A promising technique for enhancing cognition in memory-impaired older adults. In *Enhancing Cognitive Fitness in Adults*, pp.419-431. New York: Springer.

Nezu, A.M., Nezu, C.M. & D'Zurilla, T.J. (2006). *Problem-Solving Therapy: A positive approach to clinical intervention*. New York: Springer.

Russell-Chapin, L. & Chapin, T. (2020). Neuroscience and the brain: What mental health counselors need to know. InJ. C. Watson & M.K. Schmit (eds.) *Introduction to Clinical Mental Health Counseling*, p.305. LosAngeles: SAGE.

Swingle, P.G. (2008). *Biofeedback for the Brain*. New Brunswick, NJ: Rutgers University.

Villines, Z. (2017). *Frontal Lobe: Functions, structure, and damage*. Retrieved from www.medicalnewstoday.com/articles/318139.php.

第5章

前頭葉（F3, Fz, F4, F7, F8）：
「木を見る」と「木を見て森を見る」

ジェーソン・デフォード、メアリー・バーティド、タミカ・ランプキン

　効率的で効果的な前頭葉 (F3, Fz, F4, F7, F8) は、私たちの日常生活機能と意思決定にとって不可欠な存在である。John McCrone (1991) は、「脳は、入力をできる限り拾い集め、それらを理解の泡として煮詰めるように設計されている」と述べている。前頭葉が制御され、脳の他の部分と連携していれば、健康的な行動が起こり、人生はもっと楽になる。前頭葉の各部位が個々に、また、互いに連携しながらどのように働くかを理解するために、それぞれの場所や機能を詳しくみていこう。

F3の場所と機能

　F3機能は前頭葉の左半球、前頭皮質に位置している（図 5.1）。Carter (2014) によると、「前頭皮質は抽象的な推論、意識的な思考や感情、計画、体系化をつかさどっている」(Carter, 2014, p.138)。より具体的には、F3には「運動プランニング、右上肢の制御、右側の微細協調運動、視覚性エピソード検索、気分高揚、物体処理、感情解釈、ポジティブ気分」(Chapin & Russell-Chapin, 2014) がある。前頭葉の位置に関する他の章で述べたように、この部位は社会脳の一部である扁桃体と相互作用し、実行機能を制御する。また、この場所は、扁桃体と協力して他人の感情を解釈し、社会的文脈における共感や自己意識を生み出すことができる。F3が制御されている時には、自己を肯定的に捉えることができ、より前向

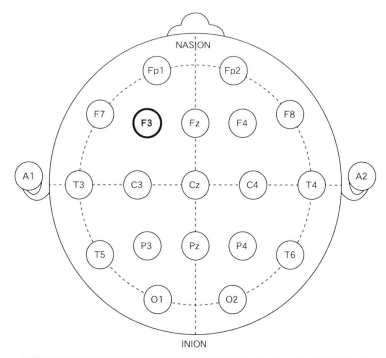

図 5.1　F3 の場所をハイライトした頭部マップ

きな見通しや社会意識を持つようになる。

機能不全の影響

　クライエントを効果的に支援するためには、彼らが経験している症状が、脳
内の特定の機能不全とどのように関連しているかを理解することが重要である。
その機能不全を正確に把握するためには、19 チャンネルの脳波検査が必要であ
る。しかし、これは必ずしも可能ではないかもしれない。そこで、どのような脳
波機能が影響を受けている可能性があるかについて、一般的に確認されている
症状や、F3 における機能不全の臨床的意味から調べることができる。F3 での機
能不全に関係する脳波帯域は、シータ波とベータ波の 2 つだと考えられている。
シータ波は一般的に 3 〜 7Hz とされ（Swingle, 2008）、これが高いと活動性が低
下し、グローバルな思考や自発性、白昼夢、不注意、志向性のない考え、瞑想に

関与し、反対に低いと、うつ、不安、眠気に関与する（Chapin & Russell-Chapin, 2014）。ベータ波は通常 16 〜 25Hz（低ベータ）と 28 〜 40Hz（高ベータ）の間であり、情報処理や問題解決 (Swingle, 2008)、集中、分析、リラックスした思考、外的志向性（Demos, 2005）に関係する。この F3 において機能不全が認められる場合、抑うつや実行機能の低下がシータ波の増加と関連していることが多い。ベータ波の機能不全が確認された場合には、その活動亢進は強迫症（OCD）と関連している可能性がある。クライエントの F3 の位置や機能の制御について、より良い情報の提供と支援を目指して、抑うつや実行機能に対する介入を検討する。

２つのニューロカウンセリング介入

　前述したように、私たちカウンセラーが、F3 における機能不全をみつけた際に遭遇する主な問題事項の一つが、抑うつである。この症状と闘うための支援を必要としているクライエントを適切に援助するための２つの介入策として、感謝日記(gratitude journaling) と ANT セラピーについて検討していく。

▪ 感謝日記

　感謝の気持ちを持つことは、私たちの気分を高揚させ、幸せな気分にさせることは古くから知られているが、うつ病治療の介入としてはあまり取り上げられてこなかったのかもしれない。Emmons & Stern (2013) によると、感謝は、楽観性、希望、思いやりといった他のパーソナリティ特性よりも、精神的健康や人生に対する満足感と最も強く関連する。さらに、Petrocchi & Couyoumdjian (2016) は、感謝の気質は、不適切な感情、自己否定、自己嫌悪、自己反発の低さと有意に関連していることから、うつ病の保護因子であることを明らかにしている。感謝日記はセッションの外でも使えるとより効果的になるが、セッションの中で感謝していることを適切に特定する方法を学ぶことで、その変化を促進することができる。

　　ステップ１：よりオープンな心を育むために、カウンセラーは、リラクゼーションやグラウンディングの技法（深呼吸、漸進的筋弛緩法など）を用い

て、クライエントが今にとどまり、リラックスできるように援助する。

ステップ2：クライエントに、感謝を感じている事柄を5つ書き出すように促す。感謝している物事よりも、特定の人物に焦点を当てるとより効果的である。サプライズや予期せぬ出来事もまた、より感情的な影響を与えている可能性がある。

ステップ3：書き出した5つのことを、クライエントと一緒に振り返り、検討する。できるだけ具体的に、できるだけ詳しく書き加えるように促す。

ステップ4：ポジティブで明るい感覚を養うために、朝と（または）夜に、感謝日記への取り組みを続けるよう勧める。

この介入にかかる時間：20 〜 30 分

- ANT セラピー

ネガティブな自動思考（ANT）[12] セラピーは 1990 年代初頭に、ダニエル・アーメン博士が考案した造語であり、脳が「自分の喜びや幸せを奪うようなネガティブな思考にむしばまれている」ことをクライエントが理解するための方法である。彼は、私たちがネガティブな思考を持つと、脳がネガティブな化学物質を生成し、精神的にも肉体的にも気分が悪くなると述べている。ポジティブな思考をすると、その逆のことが起こる。自分の思考にうまく挑めるようになると、ポジティブな思考が増えたり、ゆがみが減ったりして、気分が改善されやすくなる（図 5.2）。

ステップ1：ネガティブな思考はネガティブな化学物質の放出につながり、ポジティブな思考はポジティブな化学物質の放出につながるということについて、クライエントに心理教育を行う。続けて、ネガティブな思考が溜まっていくと、それに異議を唱えたり取り除いたりすることが難しくなるため、思考が湧いてきた時にチャレンジする必要がある

---

12) ここで紹介されているのは「Automatic Negative Thought」という Daniel Amen 博士の造語であるが、一般的に認知再構成などで知られる「自動思考」を採用し、ANT を「ネガティブな自動思考」と訳している。

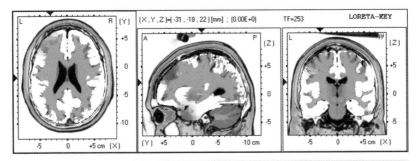

図 5.2　ANT 介入を実施中の F3 の LORETA スキャン（側頭葉の活性も含む）

　ことを説明する。

ステップ 2：典型的な ANT（認知のゆがみ [13]）のタイプを特定し、説明する。
　　　　　これには、全か無か思考、白黒思考、ネガティブなことばかりに注目
　　　　　する、予言、マインド・リーディング、罪悪感（べき思考、ねばならな
　　　　　い思考、しなければならない思考など）、ラベリング、非難などがある
　　　　　が、必ずしもこれらに限定されるわけではない。

ステップ 3：クライエントが持っているネガティブな思考を特定させ、それ
　　　　　がどのタイプの ANT なのか、そしてその ANT をよりポジティブで生産
　　　　　的なメッセージに変えるにはどうしたらよいかについて検討させる。

ステップ 4：ANT が蓄積して前に進めなくなるまで待つのではなく、自分
　　　　　の ANT を記録し、その都度挑戦することを学んでいくようにクライエ
　　　　　ントに働きかける（図 5.3）。

　この介入にかかる時間：30 〜 50 分

---

13) 既に述べたように、"ゆがみ"という表記に対する懸念も指摘されているが、「cognitive distortion」の訳としてよく使用される「認知のゆがみ」を用いた。認知の偏り、考え方のクセ、などとも呼ばれる。

アーメンクリニック
「ANT 退治」ワークシート

ANT に気づいたら：
　1．それを書き留めてみましょう
　2．ANT のタイプを特定しましょう
　3．ANT に反論して、それを退治してみましょう―思考に挑戦！！

ANT の内容は？

_____

ANT のタイプは？

_____

反論して ANT を退治しましょう

_____

ANT の内容は？

_____

ANT のタイプは？

_____

反論して ANT を退治しましょう

_____

図 5.3　ANT 退治ワークシート

F4 の場所と機能

　F4 は前頭葉の右半球、前頭皮質に位置している（図 5.4）。Carter（2014）によると、前頭皮質は抽象的な推論、意識的な思考や感情、計画、体系化をつかさどっている。より具体的には、F4 の場所には、運動プランニング、左上肢の制御、

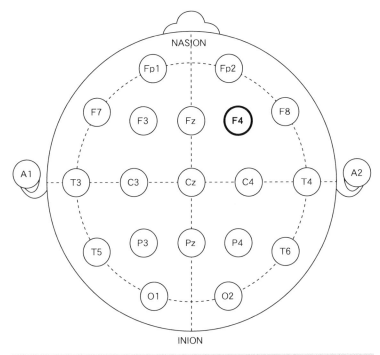

図 5.4　F4 の場所をハイライトした頭部マップ

　左側の微細協調運動、言語性エピソード検索と意味検索、注意／衝動の制御など
の機能がある（Chapin & Russell-Chapin, 2014）。前頭葉の位置に関する他の章で
述べたように、この部位は社会脳の一部である扁桃体と相互作用し、実行機能を
制御する。また、この場所は、衝動的な行動や、より正確な考えや意味づけを
伴った発話コントロールに関わっている。

機能不全の影響

　クライエントを効果的に支援するためには、彼らが経験している症状が、脳
内の特定の機能不全とどのように関連しているかを理解することが重要である。
その機能不全を正確に把握するためには、19 チャンネルの脳波検査が必要であ
る。しかし、これは必ずしも可能ではないかもしれない。そこで、どのような脳
波機能が影響を受けている可能性があるかについて、一般的に確認されている

症状や、F4 における機能不全の臨床的意味から調べることができる。F4 での機能不全に関係する脳波帯域は、シータ波とベータ波の2つだと考えられている。シータ波は一般的に 3 ～ 7Hz とされ（Swingle, 2008）、これが高いと活動性が低下し、グローバルな思考や自発性、白昼夢、不注意、志向性のない考え、瞑想に関与し、反対に低いと、うつ、不安、眠気に関与する（Chapin & Russell-Chapin, 2014）。ベータ波は通常 16 ～ 25Hz（低ベータ）と 28 ～ 40Hz（高ベータ）の間であり、情報処理や問題解決（Swingle, 2008）、集中、分析、リラックスした思考、外的志向性（Demos, 2005）に関係する。この F4 において機能不全が認められる場合、機転が利かない、会話にまとまりがない、例えや皮肉がうまく使えない、といったことがシータ波の増加と関連していることが多い。ベータ波の機能不全が確認された場合には、ベータ波の亢進が過敏性に関連する可能性がある。そこで、クライエントの F4 の位置や機能の制御に関するより良い情報の提供と支援を目指して、運動プランニングのマネジメントを向上させたり、言語性エピソード検索や意味検索を高めたりするための介入を検討する。

2つのニューロカウンセリング介入

　F4 での適切な脳波活動を活性化させるために、運動プランニングや言語検索を促す方法として、イメージエクササイズと類語完成エクササイズをみていく。

■ イメージエクササイズ

　イメージエクササイズ（あるいはメンタルプラクティス）は、身体運動をせずとも運動能力を向上させる有益な方法として、長い間認識されてきた。古くは1983 年に Feltz & Landers が、メンタルプラクティスがアスリートの運動パフォーマンスを向上させることを報告しており、他の研究でも多くの運動スキルに対する有効性が報告されている。Bernardi ら（2013）は、ミュージシャンが音楽領域における複雑な運動手順をリハーサルしたり練習したりする際に、メンタルプラクティスが効果的に利用できることを明らかにしている。彼らはまた、運動速度の向上との関連を示唆しており、これは運動イメージが運動コントロールを向上させうるという考えを支持している（図 5.5）。

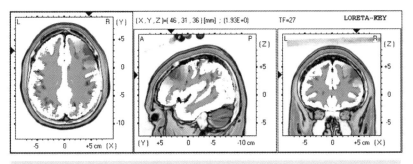

図 5.5　イメージ介入を実施中の F4 の LORETA スキャン

ステップ1：クライエントにリラックスした姿勢で座ってもらう（心地よく
　　　　　なるのであればさらに目を閉じる）。横隔膜呼吸を使って、呼吸をゆっ
　　　　　くりにしていく。

ステップ2：クライエントがリラックスしたら、自分が今から参加しよう
　　　　　としている場所（ゴルフコース、オーケストラ、ダンスフロアなど）に
　　　　　いる自分の姿を思い浮かべるように促す。可能な限り具体的に、五感
　　　　　をフルに使って、本当にその場にいるように促す。

ステップ3：クライエントがその状況に身を置いて数分経ったら、目の前
　　　　　のタスクを体験するように促す。そのタスクの前、最中、達成後に、
　　　　　そのタスクに関連する感情を「感じる」よう指示を行う。

ステップ4：タスクが達成できたら、（目を閉じている場合は）クライエン
　　　　　トに目を開けてもらい、その体験を整理していく。何がうまくいった
　　　　　のか、どこで集中し続けるのが難しかったのかなどについて検討する。
　　　　　セッション外でも、同じように練習するように促す。

　　　　　この介入にかかる時間：20 〜 30 分

▪ **類語完成エクササイズ**

　前述したように、F4 におけるシータ波の増加は、例え話や皮肉を適切に使う
ことに苦労するなど、言語性エピソード記憶や意味記憶の検索に関する問題を引
き起こす可能性がある。エピソード記憶と意味記憶の違いについては、1972 年

にこれらの概念が導入されて以来、多くの研究がなされてきた（Tulving, 1972）。以降、研究者たちは、記憶プロセスに関与する脳の領域が多種多様であることを明らかにしてきた。例えば、意味記憶について言及した Binder & Desai（2011）は言語理解には感覚系、運動系、情動系といったモジュール特異的な表象と、モジュールを超えたより広い範囲の脳領域が関与していると述べている。短期記憶および類語想起に役立つ方法として、記憶ゲームを紹介する。

ステップ 1：このエクササイズを始める前に、1 つの類似文を分割して 2 枚のカードに書いたメモ用紙を作る。カードを裏向きに格子状に並べ、クライエントが 1 枚ずつ選んで裏返し、もう 1 枚のカードに書かれた類似文を完成させる。

ステップ 2：クライエントが 1 枚目のカードを裏返したら、もう 1 枚のカードに当てはまるものを探す前に、クライエント自身に類似文の完成形を作ってもらう。例えば、“子犬は犬のことです”というカードをめくったら、“子猫は猫です”と答えるなどである。

ステップ 3：すべての類似文が完成し、一致するまで続ける。クライエントは、カードをめくるたびに、新しい例を考え出さなければならない。この介入にかかる時間：30 〜 50 分

Fz の場所と機能

Fz は脳の前側にある前頭皮質の正中線上に位置している（図 5.6）。Carter（2014）によると、前頭皮質は抽象的な推論、意識的な思考や感情、計画、体系化をつかさどっている。より具体的には、Fz の位置には、両下肢および正中線上の運動プランニング、走る、歩く、蹴る、情動反応と情動抑制、グルーミング等の機能がある（Chapin & Russell-Chapin, 2014）。この部位は脳の正中線上に位置するため、Fz は安静時の脳と密接にかかわっており、とくにデフォルト・モード・ネットワーク（DMN）内の自己や他者に関する内省に関連している。Russell-Chapin ら（2013）によると、DMN とは私たちの自己や他者に関連する内的で、内省的な世

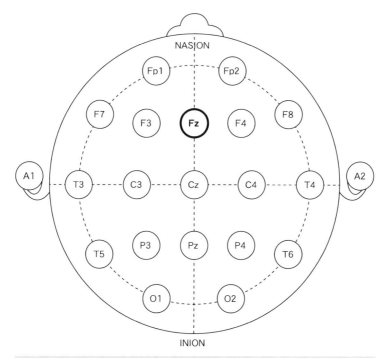

図 5.6　Fz の場所をハイライトした頭部マップ

界に関する処理を担う脳領域から構成された脳ネットワークである。このネット
ワークには、内側眼窩前頭前野、前帯状回、後帯状回、楔前部、下頭頂葉、海馬
が含まれる。

機能不全の影響

　神経学的機能不全は、脳が誤ったタスクに対して、誤った脳波を、誤ったタ
イミングで使用している時の結果として生じる。これにより、神経の過覚醒や
低活性、あるいは不安定な覚醒状態が引き起こされる (Russell-Chapin & Chapin,
2011)。その機能不全を正確に把握するためには、19 チャンネルの脳波検査が必
要である。しかし、これは必ずしも可能ではないかもしれない。そこで、どのよ
うな脳波機能が影響を受けている可能性があるかについて、一般的に確認されて
いる症状や、Fz における機能不全の臨床的意味から調べることができる。Fz で

の機能不全に関係する脳波帯域は、シータ波とベータ波の2つだと考えられている。シータ波は一般的に3〜7Hzとされ（Swingle, 2008）、これが高いと活動性が低下し、グローバルな思考や自発性、白昼夢、不注意、志向性のない考え、瞑想に関与し、反対に低いと、うつ、不安、眠気に関与する（Chapin & Russell-Chapin, 2014）。ベータ波は通常16〜25Hz（低ベータ）と28〜40Hz（高ベータ）の間であり、情報処理や問題解決(Swingle, 2008)、集中、分析、リラックスした思考、外的志向性（Demos, 2005）に関係する。Chapin & Russell-Chapin（2014）によると、Fzにおいて機能不全が認められる場合には、ベータ波の増加やシータ波の増加が引き起こされている可能性がある。Fz領域でベータ波が増加すると、強迫症（OCD）や注意・意欲の問題が生じる可能性がある。シータ波が増加すると、注意欠如多動症(ADHD)の混合型につながる可能性がある。

2つのニューロカウンセリング介入

　前述のように、強迫症（OCD）はしばしばFz部位での機能不全を生じさせる診断名である。強迫症は、一般的で、慢性的で、長期にわたる障害であり、コントロールできないような繰り返しの思考(強迫観念)と、何度も繰り返したくなる衝動にかられた行動（強迫行為）を有する（National Institute of Mental Health, 2019）。OCDが引き起こすストレスや不安から、コントロールを獲得したいクライエントにとって、ニューロカウンセリングはベストな選択肢となる。その1つ目の技法はマインドフル瞑想であり、2つ目は心拍変動である。

▪ マインドフル瞑想

　マインドフル瞑想は、呼吸に集中することでクライエントにリラックスした状態に入ってもらうことに重点を置いたニューロカウンセリングのアプローチである。研究では、マインドフルネス瞑想は、PTSDやトラウマ、行動や感情の問題に苦しむクライエントを支援するのに非常に効果的であることが示されている（Wayne, 2018）。Hanstede, Gordon & Nyklicek（2008）が17人の成人を対象に行った研究によると、研究終了後に参加者の60％で、OCD症状の軽減が認められている。

ステップ１：両足を床につけて椅子に座らせるか、床に足を組んでヨガの
　　　　　　ポーズをとらせる。

ステップ２：クライエントにまっすぐ座ってもらい、両手は膝の上に楽に
　　　　　　置いて、両腕を上半身と平行になるようにする。あごを落とし、視線
　　　　　　を静かに下に落とすか、心地よければ目を閉じる。

ステップ３：クライエントに、呼吸に注意を向け始めるように促す。息を
　　　　　　吸ったり吐いたりすることに意識を向け、それに伴う身体感覚（鼻や口
　　　　　　を通る空気の動きや、お腹の上下など）に注意を向けさせる。

ステップ４：クライエントに、呼吸のプロセスから心が離れた時を確認し、
　　　　　　そっと戻すように促す。姿勢をなおす、痒いところを掻くなど、その
　　　　　　衝動に気づいてからそうするまで１秒以内に、必要な動作を意図的に
　　　　　　行うようにする。

ステップ５：この練習を 10 〜 15 分したら、クライエントにそっと視線を
　　　　　　上げてもらい、周りの環境で何が起こっているのか、どのようにそれ
　　　　　　を感じているのかに気づかせる。自分の考えや感情に気づかせ、次に
　　　　　　何をしたいかを同定する。

　　　　　　この介入にかかる時間：20 〜 30 分

▪ **心拍変動**

　心拍変動（HRV）は、心拍リズムのフィードバックを行うことで自己制御を促進する、効果的なバイオフィードバック技術である。通常は心拍の拍動間の変化を測定する。McCraty（2016）によると、生体内の最適な HRV は、健康的機能、生体本来の自己制御能力や適応力、レジリエンス能力を反映している。心拍パターンを見てみると、ポジティブ感情はより滑らかで波打つようなパターンになるのに比べ、感情的ストレスはより乱れた不規則なパターンになることが多い（図 5.7）。

　　注：正しいコヒーレンスを獲得していくことを目的とした HRV トレーニングでは必ずしも装置は必要ではないが、HRV を正確に測定するためには、装置を追加してこれらのパターンを測定する必要がある。数多くの企業やアプ

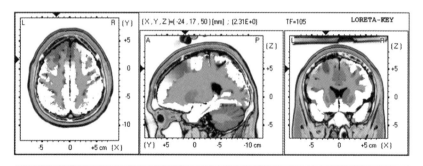

図 5.7 HRV 介入を実施中の Fz の LORETA スキャン

リが HRV モニタリングツールを提供している。

ステップ1：クライエントに楽に座ってもらい、呼吸をゆっくりにするよう促す。良好な HRV コヒーレンスは、リラックスした呼吸パターンだけでなく、積極的にポジティブ感情に関与することによって生じる。

ステップ2：心臓に意識を集中させる。クライエントが胸の中心にある心臓に意識を集中できるように援助する。

ステップ3：心臓で呼吸する。引き続き心臓に注意を向けつづけ、クライエントに、呼吸が心臓を通って出たり入ったりするのをイメージさせる。

ステップ4：心臓を感じる。クライエントにポジティブ感情を感じてみるように促す。誰かや何かを大切に思う気持ちや、自分の人生で良かったことに感謝する気持ちを思い浮かべるよう促す。

ステップ5：これらのステップに取り組む間、クライエントに滑らかでリズミカルな呼吸パターンを保つように促す。追加の機器やアプリを使用する場合は、効果的な呼吸パターンのガイドに従う。

この介入にかかる時間：10 ～ 15 分

F7 の場所と機能

　F7 は前頭葉の左半球、前頭皮質に位置している (図 5.8)。Carter (2014) による
と、前頭皮質は抽象的な推論、意識的な思考や感情、計画、体系化をつかさどっ
ている。より具体的には、F7 の場所には、言語表出、発話の流暢性、認知的気
分制御、視聴覚ワーキングメモリ、注意ゲート、ブローカ野に関連し多機能があ
る (Chapin & Russell-Chapin, 2014)。前頭葉の位置に関する他の章で述べたよう
に、この部位は社会脳の一部である扁桃体と相互作用し、実行機能を制御する。
また、この場所はブローカ野の発話に関連している。Johns Hopkins (2015) による
と、ブローカ野は発話が生じる前の単語形成時に最も活性し、音マッチングや意
味に関するウェルニッケ野も含む複雑な発話ネットワークの重要な座である。

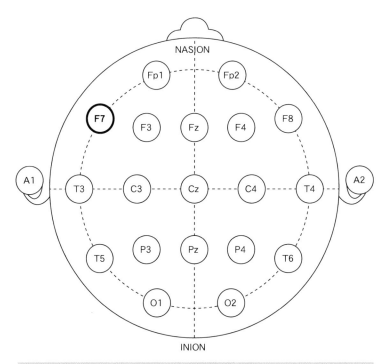

図 5.8　F7 の場所をハイライトした頭部マップ

機能不全の影響

　クライエントを効果的に支援するためには、彼らが経験している症状が、脳内の特定の機能不全とどのように関連しているかを理解することが重要である。その機能不全を正確に把握するためには、19チャンネルの脳波検査が必要である。しかし、これは必ずしも可能ではないかもしれない。そこで、どのような脳波機能が影響を受けている可能性があるかについて、一般的に確認されている症状や、F7における機能不全の臨床的意味から調べることができる。F7での機能不全に関係する脳波帯域は、シータ波とベータ波の2つだと考えられている。シータ波は一般的に3〜7Hzとされ（Swingle, 2008）、これが高いと活動性が低下し、グローバルな思考や自発性、白昼夢、不注意、志向性のない考え、瞑想に関与し、反対に低いと、うつ、不安、眠気に関与する（Chapin & Russell-Chapin, 2014）。ベータ波は通常16〜25Hz（低ベータ）と28〜40Hz（高ベータ）の間であり、情報処理や問題解決（Swingle, 2008）、集中、分析、リラックスした思考、外的志向性（Demos, 2005）に関係する。このF7において機能不全が認められる場合、発話や語置換の問題がシータ波の増加と関連してよくみられる。ベータ波の機能不全が確認された場合には、活動性の亢進が入制御に関連する可能性がある。また、ブローカ野に損傷や機能不全があると、思考を言葉にしたり、発言内容をモニタリングしたりすることが難しくなり、話の流れを訂正したり調整したりすることや、文章を完成させることが困難になる（Johns Hopkins, 2015）。

2つのニューロカウンセリング介入

　F7において脳機能不全が生じているであろうクライエントを支援する際に、カウンセリングセッションの中で脳機能を調整できるようになるためのテクニックはたくさんある。繰り返すが、ここには脳のブローカ野がある。そのため、発話を促すニューロカウンセリング技法が、この領域の活動をどのように制御するかをみていく。音韻成分分析および反応複雑化トレーニングは、このようなクライエントに適用される2つの技法といえるだろう。

■ 音韻成分分析

　Marcotte ら (2018) によると、音韻成分分析とは、サウンドベースの治療法であり、参加者は、呼称できない単語について、チャートを使ったガイドに従いながら 5 つの音韻成分を特定していくものである。この治療法は、ブローカ失語に関連する発話の問題に対して効果がある。Leonard, Rochon & Laird (2008) によると、研究に参加した 10 人のうち 7 人がこのトレーニングによって改善効果を得ており、トレーニング効果の維持やトレーニングを受けていない単語に対する汎化効果も確認されている。さらに、2013 年の Van Hees らの研究では、8 人の参加者のうち 7 人が命名機能の有意な改善を示し、うち 6 名がフォローアップでも効果が維持されていたことが報告されている。

　　ステップ 1 ：チャートの中央にモノの絵をおき、クライエントにその絵の
　　　　　　　　名前をつけてもらう。
　　ステップ 2 ：その絵に関連する 5 つの音韻質問に答えてもらう。それはど
　　　　　　　　んな音で始まるか、同じ音で始まる他の単語は何か、どんな音で終わ
　　　　　　　　るか、何と同じ韻か、何音節あるか。
　　ステップ 3 ：クライエントにもう一度絵の名前を言ってもらい、必要であ
　　　　　　　　れば音韻質問をもう一度見直しながら、クライエントと一緒に絵の名
　　　　　　　　前を呼称する。
　　ステップ 4 ：別の絵でこのステップを繰り返す。
　　　　　　　　この介入にかかる時間：30 ～ 50 分

音韻成分分析

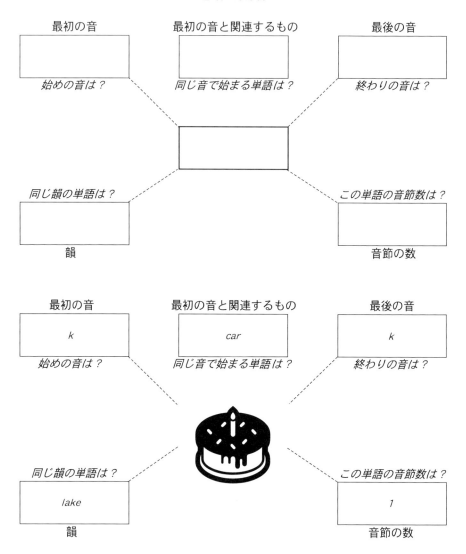

▪ 反応複雑化トレーニング

　反応複雑化トレーニングは、Kevin Kearns 博士が最初に提唱し（Kearns, 1983）、その後より効率的な形に改良されてきた。このテクニックは「失語症患者の自発的発話に含まれる内容語の数を増やす」(Sutton, 2019) ために使用される。これは正解や不正解がある治療ではなく、ベースライン時に比べて、目にした動作をクライエントがより多くの単語を用いて説明するようになることを狙いとしたものである（図 5.9）。

ステップ1：ある行動をとっている人の写真を見せ、その写真について説明してもらう。その答えの中に、説明言語がいくつ使われていたのかをメモしておく。

ステップ2：その回答をポジティブに強化したうえで、さらに詳しい説明を加えさせる。

ステップ3：場合に応じてフォローアップの質問（誰が、何を、どこで、いつ、なぜ、どのように）を投げかける。再度、クライエントが使った説明言語の量と種類をメモしておく。

ステップ4：回答を組み合わせて、新しい説明文を言って、自分の後にクライエントに復唱してもらう。

ステップ5：元の絵を見せ、ステップ1と同じように、その絵の中で起こっていることを、クライエントにもう一度説明してもらう。最初の時と、

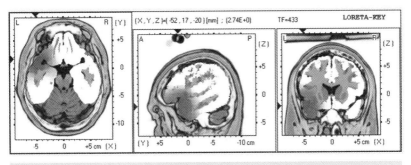

図 5.9　反応複雑化トレーニング介入を実施中の LORETA スキャン

描写に用いた語の数を比較する。別の動作絵についてもこれを繰り返す。

この介入にかかる時間：30 〜 50 分

F8 の場所と機能

　F8 は前頭葉の右半球に位置している（図 5.10）。Kolb & Whishaw（2009）によると、前頭葉の組織の大部分は中心溝の前側で構成されている。この領域は新皮質の 20％を占め、運動野、運動前野、前頭前野の 3 つの部分に分けられる。これらの部位の機能は以下の通りである。運動野は運動を生み出す役割を担っており、運動前野は運動を選択する役割を担っている（Kolb & Whishaw, 2009, p.396）。そして、前頭前野は認知プロセスをコントロールしている。これにより、正しい

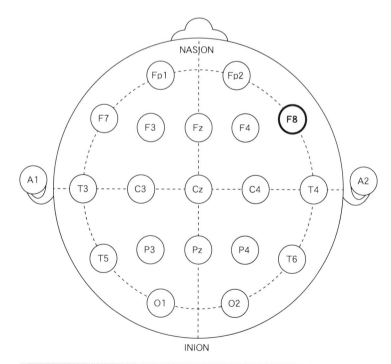

図 5.10　F8 の場所をハイライトした頭部マップ

動作が正しい時と場所で行われるようになり、具体的な動作の選択は、外的また
は内的な合図や、自己知識、あるいは何かへの反応として生じる。F8 の機能は、
感情表出、描画、内因性気分制御、表情認識、感情処理、視空間ワーキングメモ
リ、持続的注意である(Chapin & Russell-Chapin, 2014)。

機能不全の影響

　クライエントを効果的に支援するためには、彼らが経験している症状が、脳
内の特定の機能不全とどのように関連しているかを理解することが重要である。
その機能不全を正確に把握するためには、19 チャンネルの脳波検査が必要であ
る。しかし、これは必ずしも可能ではないかもしれない。そこで、どのような脳
波機能が影響を受けている可能性があるかについて、一般的に確認されている
症状や、F8 における機能不全の臨床的意味から調べることができる。F8 での機
能不全に関係する脳波帯域は、シータ波とベータ波の 2 つだと考えられている。
シータ波は一般的に 3 ～ 7Hz とされ (Swingle, 2008)、これが高いと活動性が低
下し、グローバルな思考や自発性、白昼夢、不注意、志向性のない考え、瞑想に
関与し、反対に低いと、うつ、不安、眠気に関与する (Chapin & Russell-Chapin,
2014)。ベータ波は通常 16 ～ 25Hz (低ベータ) と 28 ～ 40Hz (高ベータ) の間であ
り、情報処理や問題解決 (Swingle, 2008)、集中、分析、リラックスした思考、外
的志向性 (Demos, 2005) に関係する。シータ波が過剰になると音律欠如に敏感に
なり、ベータ波が過剰になると他者の発話イントネーションに過敏になりやすく
なる。影響を受けやすい他の F8 の機能には、内因性気分制御や感情表出、感情
処理があるが、これらはすべて重篤気分調節症(DMDD)にみられる。
　右前頭領域 (F8) は他の領域 (とくに左半球) の活性が低い場合でも、活性する
領域である。

2つのニューロカウンセリング介入

▪ 睡眠衛生／ラベンダー・リラクゼーション

　シータ波を調整して気分制御を促すための方法の一つは、適切な睡眠衛生を
確立することである。臨床家が個人の睡眠衛生状態を判断する際に役立つアセス

メントの1つに、児童青年用睡眠衛生尺度（ASHS）がある。ASHSは自己報告式の質問票であり、睡眠衛生理論に基づいて12歳以上の青少年の睡眠の質と量に影響を及ぼす領域を評価するものである(Storfer-Isser et al., 2013)。Irishら(2015)が提案する適切な睡眠衛生を確立するためのステップには、カフェインを避ける、ニコチンを避ける、アルコールを避ける、定期的に運動する、ストレスマネジメント、寝室の騒音を減らす、睡眠のタイミングを規則正しくする、日中の昼寝を避けるなどがある。ストレスマネジメントはすでに幅広く提案されているため、ここでは、ラベンダーオイルを用いて、より良い睡眠パターンを促すためのリラクゼーション反応のきっかけを作る方法を詳しく紹介する。ラベンダーは、全脳でのシータ波およびアルファ波の活性を高め、自動神経系(ANS)の覚醒レベルを下げることで、リラクゼーションを促すことが証明されている（Sayorwan et al., 2012）(図5.11)。

　注：皮膚にオイルを使用する際は、刺激がないよう、注意書きをよく読み、適切に希釈して使用することが重要である。

　　ステップ1：1〜10の間で、クライエントのストレスレベルがどこにあるか尋ねる。10は今までの中で最もストレスを感じている状態である。

　　ステップ2：クライエントに楽な姿勢で座ってもらい、ゆっくりとした呼吸を促す。

　　ステップ3：薄めたラベンダーの混合液の香りを漂わせるか、ラベンダーの香りがする空間で数回深呼吸してもらう。

　　ステップ4：クライエントが現在に集中し、香りに気づき、呼吸をするたびにリラックスしていくように促す。

　　ステップ5：数分間、呼吸を繰り返した後、クライエントに今のストレスレベルがどの程度か、もう一度1〜10の間で答えてもらう。

　　　　　　　この介入にかかる時間：10〜15分

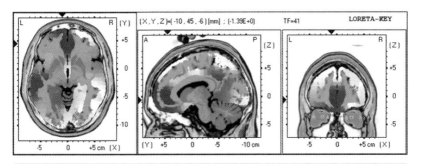

図 5.11　ラベンダー介入を実施中の F8 の LORETA スキャン

▪ マインドフルに食べる

　検討すべき 2 つ目のアプローチは、マインドフルネス焦点型のエクササイズ
である。これは、怒り、イライラ、情動制御不全の原因となっている過剰なベー
タ波を改善するのに役立つ。マインドフルネスに基づく介入は、体験に対して
オープンで受容的な態度を維持するスキルを養うことで、感情制御を促すこと
ができるため、情動制御や感情的転帰において重要な要素といえる（Chiodelli et
al., 2018）。Davis & Hayes（2011)によると、マインドフルネス瞑想の効力として、
ポジティブな感情を引き出し、ネガティブな感情や反すうを最小限に抑え、効果
的な情動制御を実現することで、情動制御力を高めることが研究で示されてい
る。マインドフルネス瞑想はまた、自己観測スキルを高めるのに役立ち、今この
瞬間の入力を新たな形で統合することを可能にする (Davis & Hayes, 2011)。もっ
とも、Brown, Marquis & Guiffrida（2013）が紹介したレーズン・エクササイズな
どのように、人がマインドフルになるために使える方法は他にもある。

　　　ステップ 1 ：クライエントにレーズンを渡し、レーズンの見た目や質感を
　　　　　　じっくりと観察した後に、匂いや味に意識を集中するように促す。
　　　ステップ 2 ：レーズンを咀嚼して飲み込んだら、レーズンがのどを通り、
　　　　　　胃に入る時の感覚に意識を向けるよう求める。
　　　ステップ 3 ：思考が漂うのは正常なことであり、何も判断せずにその事実
　　　　　　を認め、再度、体験している身体感覚に意識を戻すようにクライエン

　　トに念を押す。

　　ステップ4：このエクササイズや他のマインドフルネスに基づいた介入を、
　　意図的に意識しながら継続的に実践することで、やがてマインドフル
　　ネスが習慣的になる。

　　この介入にかかる時間：10 〜 15 分

結語 ───

　本章では、私たちの世界の細部やデータを見る（左側）といった機能や、大局
をみて、細かな情報を統合する（右側）機能を有する前頭葉について理解を深め
た。F3, F4, Fz, F7, F8 の5つの脳部位それぞれに対して、その機能不全因子と各
2つのニューロカウンセリング技法、さらに、各部位に関する LORETA 活性画
像を紹介した。

文献

Amen, D.G. (2016). Amen Clinics ANT therapy. *The Amen Clinics Method Toolbox: Forms, questionnaires, and planning tools to improve diagnosis and outcomes for those you serve.* MindWorks Innovations, Inc.

Bernardi, N.F., De Buglio, M., Trimarchi, P.D., Chielli, A. & Bricolo, E. (2013). Mental practice promotes motor anticipation: Evidence from skilled music performance. *Frontiers in Human Neuroscience* 7, 451. https:// doi.org/10.3389/fnhum.2013.00451.

Binder, Jeffrey R. & Desai, Rutvik H. (2011). The neurobiology of semantic memory. *Trends in Cognitive Sciences* 15 (11), 527–536. DOI: 10.1016/j.tics.2011.10.001.

Brown, A.P., Marquis, A. & Guiffrida, D.A. (2013). Mindfulness-based interventions in counseling. *Journal of Counseling and Development* 91 (1), 96–104. http://dx.doi.org. ezproxy.bradley.edu/10.1002/j.1556-6676.2013.00077.x

Carter, R. (2019). *The Human Brain Book* (2nd ed). New York: DK Publishing.

Carter, R. (2014). *The Human Brain Book*. New York: DK Publishing.

Chapin, T.J. & Russell-Chapin, L. (2014). *Neurotherapy and Neurofeedback: Brain-based treatment for psychological and behavioral problems*. New York: Routledge.

Chiodelli, R., Mello, L.T.N., Jesus, S.N. & Andretta, I. (2018). Effects of a brief mindfulness-based intervention on emotional regulation and levels of mindfulness in senior students. *Psicologia: Reflexãoe Crítica* 31, 10. http://dx.doi.org.ezproxy.bradley.edu/10.1186/s41155-

018-0099-7.

Davis, D.M. & Hayes, A.J. (2011). What are the benefits of mindfulness? A practice review of psychotherapy-related research. *Psychotherapy* 48 (2), 198–208. DOI:10.1037/a0022062.

Demos, J.N. (2005). *Getting Started with Neurofeedback*. New York: Norton.

Emmons, R.A. & Stern, R. (2013). Gratitude as a psychotherapeutic intervention. *Journal of Clinical Psychology* 69 (8), 84–855.

Feltz, D.L. & Landers, D. (1983). The effects of mental practice on motor skill learning and performance: A meta analysis. *Journal of Sport Psychology* 5, 25–57.

Hanstede, M. Gordon, Y. & Nyklicek, I. (2008). The effects of a mindfulness intervention on obsessive-compulsive symptoms in a non-clinical student population. *Journal of Nervous and Mental Disease* 196 (10), 776–779. DOI:10.1097/NMD.0b013e31818786b8.

Irish, L.A., Kline, C.E., Gunn, H.E., Buysse, D.J. & Hall, M.H. (2015). The role of sleep hygiene in promoting public health: A review of empirical evidence. *Sleep Medicine Reviews* 22, 23–36. http:// dx.doi.org.ezproxy.bradley.edu/10.1016/j.smrv.2014.10.001.

Johns Hopkins (2015). Broca's area is the brain's scriptwriter, shaping speech, study finds. *Johns Hopkins Medicine, News and Publications*. Retrieved from www.hopkinsmedicine.org/news/media/releases/brocas_area_is_the_brains_scriptwriter_shaping_speech_study_finds.

Kearns, K.P. (1983). Response elaboration training for patient initiated utterances. In R.H. Brookshire (ed), *Clinical Aphasiology*, pp.196–204. Minneapolis, MN: BRK.

Kolb, B. & Whishaw, Q.I. (2009). The frontal lobes. In *The Fundamentals of Human Neuropsychology*. New York: Worth Publishers. Retrieved from http://192.168.1.1:8181/ http://psych.colorado.edu/~campeaus/2022/K&WChap16.pdf.

Leonard, C., Rochon, E. & Laird, L. (2008). Treating naming impairments in aphasia: Findings from a phonological components analysis treatment. *Aphasiology* 22 (9), 923–947. DOI:10.1080/02687030701831474.

Marcotte, Karine, Laird, Laura, Bitan, Tali, Meltzer, Jed A., Graham, Simon J., Leonard, Carol & Rochon, Elizabeth (2018). Therapy-induced neuroplasticity in chronic aphasia after phonological component analysis: A matter of intensity. *Frontiers in Neurology* 9. DOI:10.3389/fneur.2018.00225.

McCraty, R. (2016). Exploring the role of the heart in human performance: An overview of research conducted by the HeartMath Institute. In *Science of the Heart* (vol. 2). DOI:10.13140/RG.2.1.3873.5128.

McCrone, J. (1991). *The Ape that Spoke: Language and the evolution of the human mind*. New York: William Morrow.

National Institute of Mental Health (2019, October). Obsessive-compulsive disorder. Retrieved from www.nimh.nih.gov/health/topics/obsessive-compulsive-disorder-ocd/index.shtml.

Petrocchi, N. & Couyoumdjian, A. (2016). The impact of gratitude on depression and anxiety: The mediating role of criticizing, attacking, and reassuring the self. *Self and Identity* 15 (2),

191-205.

Russell-Chapin, L. (2014). Neurocounseling: Bringing the brain into clinical practice. Retrieved from http://factbasedhealth.com/neurocounseling-bringing-brain-clinical-practice/.

Russell-Chapin, L., Kemmerly, T., Liu, W-C., Zagardo, M.T., Chapin, T., Dailey, D. & Dinh, D. (2013). The effects of neurofeedback in the default mode network: Pilot study results of medicated children with ADHD, *Journal of Neurotherapy* 75, 35-42.

Russell-Chapin, L.A. & Chapin, T.J. (2011). Neurofeedback: A third option when counseling and medication are not sufficient. Retrieved from http://counselingoutfitters.com/vistas/vistas11/Article_48.pdf.

Sayorwan, W., Siripornpanich, V., Piriyapunyaporn, T., Hongratanaworakit, T., Kotchabhakdi, N. & Ruangrungsi, N. (2012). The effects of lavender oil inhalation on emotional states, autonomic nervous system, and brain electrical activity. *Journal of the Medical Assococation of Thailand* 95 (4), 598-606. Retrieved from www.jmat.mat.or.th.

Storfer-Isser, A., Lebourgeois, M.K., Harsh, J., Tompsett, C.J. & Redline, S. (2013). Psychometric properties of the adolescent sleep hygiene scale. *Journal of Sleep Research* 22 (6), 707-716. http://dx.doi.org.ezproxy.bradley.edu/10.1111/jsr.12059.

Swingle, P.G. (2008). *Biofeedback for the Brain*. New Brunswick, NJ: Rutgers University.

Sutton, M.S. (2019). How to: Response Elaboration Training (RET) for sentences in aphasia. Retrieved from https://tactustherapy.com/response-elaboration-training-ret/.

Tulving, E. (1972). Episodic and semantic memory. In E. Tulving & W. Donaldson (eds.). *Organization of Memory*, pp.381-403. New York: Academic Press.

van Hees, S., Angwin, A., McMahon, K. & Copland, D. (2013). A comparison of semantic feature analysis and phonological components analysis for the treatment of naming impairments in aphasia. *Neuropsychological Rehabilitation* 23 (1), 102-132. DOI:10.1080/09602011.2012.726201.

Wayne, T. (2018, April). Neurocounseling and trauma. Retrieved from www.crisisprevention.com/Blog/April-2016/Neurocounseling-and-Trauma.

第 6 章

感覚運動野 (C3, Cz, C4)：
世界の動きを支える

アンナ・クランシー・レズニアック、ブルック・ポーリング、リア・マローニ

　感覚運動帯の位置と機能についてよりイメージを深めるためには、Tim Berners-Lee & Mark Fischetti（2000）の言葉が役に立つだろう。彼らは「私たちが知っていることのすべて、そして私たちが存在することのすべては、ニューロンのつながりからもたらされる」と述べている。C3, Cz, C4 といった部位は、まさに必要とされる運動スキルの概念を体現している。では、個別にそれらについて説明していこう。

C3 の場所と機能

　C3 は脳の様々な部位と連携し合いながら、たくさんの機能を担っている。その最大の役割は、右上肢（右腕や右手など）の感覚運動統合である。つまり、C3 は感覚系（神経）と運動系（右上肢の筋肉）の間のコミュニケーションを担っているといえる。また、C3 は、書字（手書き）、短期記憶、警戒反応にも関係している。C3 は前頭葉の Cz と T3 の間に位置する（図 6.1）。前頭葉は、私たちが自立的で利己的な行動をうまく行うための日常機能を担っている（Stuss, 2011）。C3 は非常に重要な日常業務を担当しているため、言うまでもなく、C3 が機能不全に陥れば、フラストレーションがたまり、生活が一変する可能性がある。

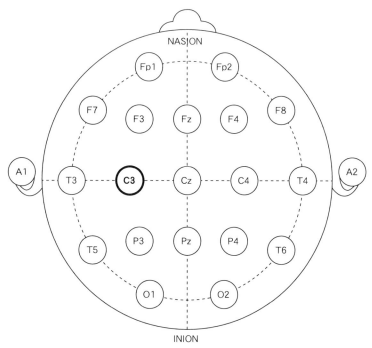

図 6.1　C3 の場所をハイライトした頭部マップ

機能不全の影響

　C3 で機能不全が生じると、クライエントの感覚運動統合が損なわれる。感覚運動統合が適切な場合には、クライエントは予測された感覚フィードバックと運動指令によって適切に反応することができる。例えば、高温の部分に右手を置いてしまった場合に、C3 が適切に機能していれば、脳から右手にメッセージが送られ、人はすぐにそこから手を離すことができる。C3 のシータ波活動が高いと、書字がうまくできないことがある。C3 のベータ波が強ければ、運動性多動（過剰運動）となることがある。

　外傷性脳損傷（TBI）などの前頭葉損傷は、C3 の機能不全を引き起こす可能性がある。また、パーキンソン病や注意欠如多動症（ADHD）といった精神的問題も前頭葉の機能障害と関連している。これらの問題を抱えるクライエントと接する

際には、感覚フィードバックや運動指令、あるいは警報システムの遅延などといった、C3 の機能不全症状に気づくことが重要である。C3 に機能不全が起こった場合、クライエントは機敏になるか鈍くなるかのどちらかであり、それはクライエントの情動反応にも現れる。前述したように、C3 のベータ波が強いと、ADHD のような運動性多動が現れる。C3 の機能不全を発見するためにはニューロイメージング測定が有用であり、これらの機能不全を克服するためにはニューロカウンセリングが有効である。

２つのニューロカウンセリング介入

▪ マインドフルネスジャー(マインドフルネスの瓶／壺)

　治療技法の一つ目の選択肢は、運動性多動（過剰運動）に対して身体エクササイズ／身体活動を用いる方法である。ものいじり（セラピストと話しながらでもクライエントが手の中で持てる物）は、C3 の機能不全を改善するための有益な身体活動である。良い例としては、ストレスボールやマインドフルネスジャー(壺、瓶)がある。このジャーの特徴的なアイデアは、強い感情は長くても 60 秒しか続かないといった点にある。クライエントが感情に圧倒されている場合、マインドフルネスジャーでは「ジャーを振る」という行為を行うことで、運動性多動に対処する。また、衝動的に行動する前に、キラキラのラメが瓶の底に沈むのを待つことを教える。マインドフルネスジャーを作るための手順は以下の通りである。

　　ステップ１：マインドフルネスジャーの必要な材料をすべて集める。（ガラス容器、液体グリセリン、食器用洗剤、お湯、キラキラしたラメ）。
　　ステップ２：ガラス容器にお湯を 3/4 満たす。大さじ２杯の液体グリセリンと食器用洗剤を１滴入れる。容器の蓋を閉め、軽く振る。
　　ステップ３：クライエントに、よく感じる３つの強い感情を表すラメを少なくとも３色選んでもらう（例えば、赤は怒り、青は悲しみ、オレンジは不安）。クライエントに、これらの感情の量（多かったり少なかったり)が表現されるように容器の中にそれぞれのラメを入れてもらう。
　　ステップ４：クライエントに蓋がしっかりと締まっていることを確認して

　　もらってから、ジャーをやさしく振り、ジャーの中で動くラメに注目
　　させる。
ステップ 5 ：ここで体験されることをクライエントに説明する。それぞれ
　　の強い感情は平均 60 秒続く。マインドフルネスジャーの目的は、クラ
　　イエントに積極的にジャーを振ってもらい、ジャーの中で「感情」が動
　　いている様子に意識を向けてもらうことである。強い感情を経験した
　　まま何かを決断する前に、ジャーの底にラメが沈むまで待つようにク
　　ライエントに促す。必要な時には何度でもジャーを使うようにクライ
　　エントに勧める。
　　この介入にかかる時間：30 分

▪ 横隔膜呼吸

　　C3 の機能不全は、警戒反応に影響を及ぼす可能性がある。警戒反応の問題に
対する介入の選択肢は、横隔膜呼吸と皮膚温トレーニングである。横隔膜を使っ
て深く呼吸する方法をクライエントに教えることで、警戒反応を落ち着かせるこ
とができる。誘導瞑想法や皮膚温トレーニングは、クライエントが安全で穏や
かな気持ちを感じる機会をもたらすものである（Chapin & Russell-Chapin, 2014）。
これらのテクニックは、クライエントと一緒に臨床レベルで練習する必要があ
る。これらのシンプルな技法は、クライエントが人生を変える機会として、自分
自身の身体コントロールを取り戻させるものである（図 6.2）。クライエントと取
り組む横隔膜呼吸の手順は以下の通りである：

ステップ 1 ：クライエントにとって安全な空間を作る。クライエントが安
　　全だと感じられる方法で参加できるように勧めることが重要である。
　　クライエントに、この技法の進行はクライエントがコントロールして
　　いることを伝える。また、クライエントが何らかの形で不安になった
　　ら、カウンセラーに休憩を希望してもよいことを伝える。
ステップ 2 ：クライエントに目を閉じてもらい、ここが安全な空間である
　　ことを再度思い出してもらう。

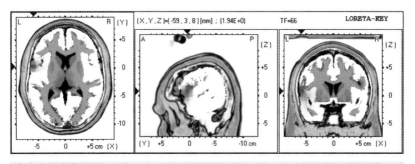

図 6.2　横隔膜呼吸を実施中の C3 の LORETA スキャン

ステップ 3：クライエントに、横隔膜に手を当てるよう促す。横隔膜はお腹の肋骨のすぐ下の腹部に手を当てると見つかる。

ステップ 4：クライエントに、10 数えながら鼻から深く息を吸ってもらう。横隔膜の上に置いた手の動きに注意を向けるように促す。

ステップ 5：横隔膜の手の動きに注意しながら、今度は 10 数えながら口から息を吐いてもらう。

ステップ 6：ステップ 3 からステップ 5 までを約 10 分間行う。

ステップ 7：クライエントが自分の身体の中で感じていることについて話し合う。クライエントは、呼吸をしている時、自分の手がどのように動いているように感じていたのか？この深い呼吸に取り組む前にはどのように感じていたか？今はどのように感じるか？

この介入にかかる時間：10 ～ 20 分

Cz の場所と機能

　Cz は頭部の中央、正中線上に位置する（図 6.3）。Cz は感覚野と運動野に囲まれ、大脳基底核の真上に位置する（Carter, 2014）。大脳基底核、感覚皮質、運動皮質は感覚や動作に不可欠な場である。当然ながら、Cz は感覚、動作、運動制御に関連した機能を有している。Cz の機能の多くは、感覚入力と運動出力の統合に関係したものである。Cz は前頭葉と頭頂葉の両方にまたがっているため、

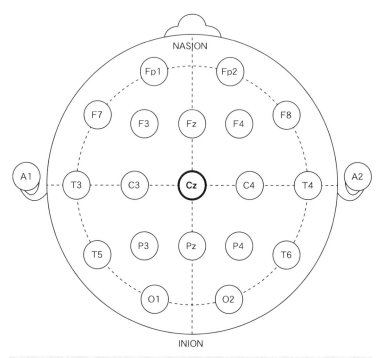

図 6.3　Cz の場所をハイライトした頭部マップ

意識的な思考や運動動作のプランニングに重要である。また、感覚情報や体位の認識にも関わっている。Cz は、人の感覚運動リズムや、感覚入力を運動出力や動作と協調させる能力においても重要である（Chapin & Russell-Chapin, 2014）。また、Cz は人が自分の体の位置や動きを認識することを可能にしている。

機能不全の影響

　Cz における機能不全は様々な形で現れるため、臨床家が、クライエントの感覚入力と運動出力の統合が困難である様子に気づいたならば、クライエントと共に Cz の制御に取り組むとよい。Cz の脳波活動を制御するための介入は、注意欠如多動症（ADHD）、感覚運動障害、注意・意欲の障害、てんかん、脳卒中、麻痺など、様々な問題に対して用いることができる（Chapin & Russell-Chapin, 2014）。また、Cz の脳波制御の改善は、頭痛、片頭痛、慢性疲労症候群、トゥレット症

候群、パーキンソン病、反応性愛着障害、レストレスレッグス症状などを抱えた
クライエントにも有益である可能性がある (Collura & Frederick, 2017)。これらの
問題を抱えるクライエントには、視床や感覚皮質、黒質、大脳基底核などの脳の
感覚野／運動野に関連する問題が存在するため、Cz に対するニューロカウンセ
リングの恩恵を受ける可能性がある。

　Cz における脳波機能不全に関連する具体的な問題は様々である。Cz における
過剰なシータ波は ADHD に関連している (Chapin & Russell-Chapin, 2014)。また、
Cz におけるベータ波の高さは、注意や意欲の低下と関連する (Chapin & Russell-
Chapin, 2014)。高ベータ波は頭痛や慢性疲労症候群と関連している (Collura &
Frederick, 2017)。

2 つのニューロカウンセリング介入

　Cz の脳波制御を目的としたニューロカウンセリング介入には、様々なアク
ティビティを組み込むことができる。これらの技法は感覚運動統合および運動動
作を活用したものであるべきである。クライエントの能力や生じている問題に
よっては、以下の技法が適切でない場合もある。しかし、クライエントが受け
取った感覚入力を自らの動作と協調させる必要があるアクティビティは、そのほ
とんどすべてが、Cz を活用しているようなものである。

▪ ダンス

　Cz において、クライエントの脳波活動を制御するのに役立つ技法の 1 つに、
ダンスがある。ダンスは、総体的な運動動作を促し、感覚入力を運動出力に協調
させるための楽しいアクティビティである。ダンスは感覚野と運動野を活性化
させ、精神的協調を必要とする (Edwards, 2015)。研究によると、ダンストレー
ニングは感覚運動スキルを改善し、特に全身を動かす力を向上させる (Karpati et
al., 2016)。加えて、ダンスはクライエントにとって楽しいものであり、注意の
維持が難しかったり、じっとしていたりすることが困難だったりするようなクラ
イエントがエネルギーを発散させる方法にもなる。もしカウンセラーがクライエ
ントと一緒に踊りたければ、それは治療的ラポールを高めるし、カウンセラーが

クライエントに実施するよう勧めている介入を自ら実践する意思があることを示すことができる。

　　ステップ1：カウンセラーは、クライエントが楽しめて、踊りたいと思えるような曲をクライエントに選んでもらう。

　　ステップ2：可能であれば、治療室のパソコンやゲーム機を使ってダンスビデオゲームをプレイしても良い。その理由は、こういったビデオゲームは、カメラセンサーを通して、ダンスの動きの正確さをクライエントに即座にフィードバックすることができるからである。クライエントは画面上のダンサーを追いかけることで、感覚運動リズムの正確さや、感覚入力（画面上のダンスの動きや音楽のビート）と運動出力を統合する正確さに対するフィードバックを受けることができる。

　　ステップ3：もう一つの方法は、コンピュータでその曲のビデオを再生することである。誰かがその曲に合わせて踊っているビデオ（例えば、ダンスのチュートリアル）があれば、そのダンス動作に合わせて踊ることができる。それ以外にも、クライエントが自分でダンスの動きを作って、自身の創造性を表現することもできる。

　　ステップ4：踊るのが苦手なクライエントには、曲を選んでもらい、ビートに合わせて手拍子をしたり、頭を動かしたり、足を踏み鳴らしたりしてもらう。この場合でも、クライエントは感覚入力と運動出力を統合する力が求められる。クライエントに、次回のセッションまでに、少なくとも2〜3回、自宅でダンス（あるいは代わりの方法）を練習するように勧める。クライエントに、なぜこのテクニックを使ってもらうのか、クライエントがカウンセリングに持ってきた主訴とどのように関係しているか教える。

　　この介入にかかる時間：10分

▪ パズル

　Czの脳波活動を制御するのに有効なもう1つの技法は、パズルをすることで

ある。その理由は、パズルは微細な運動動作や、感覚的・空間的気づきを必要と
するからである。ジグソーパズルは多面的な認知的要素を働かせ、長期にわたっ
て習慣的にパズルを行うことで、健康的な視空間認知を促進することができる
(Fissler et al., 2018)。また、パズルは手と目の協調、運動スキル、問題解決、記
憶を促進する (Myers, 2011)。パズルはカウンセリングセッションに簡単に取り
入れることができ、クライエントが自宅でも実施することができる技法である
(図 6.4)。

ステップ１：様々なシーン／絵柄の、様々な難易度のパズルを用意する。

ステップ２：幼児を含む様々な年齢層に適したパズルを用意する。視力が
　　　　　　弱かったり、手先が不器用だったりするクライエントのために、ピー
　　　　　　スの大きい大人用のパズルを用意するのも良いかと思われる。

ステップ３：集中が維持できるのであれば、セッション中に会話をしなが
　　　　　　らパズルに取り組んでもらっても良い。クライエントがパズルに全神
　　　　　　経を集中させたい場合には、カウンセラーはクライエントがパズルに
　　　　　　集中するように促すような質問をすることができる。例えば、「ピース
　　　　　　は何色に見えますか？」「そのピースはどこにはまりそうですか？」「パ
　　　　　　ズルの絵の中に、似たような場所を見つけられますか？」「角や端のピー
　　　　　　スを全部見つけられる？」などである。パズルのピースの特徴について
　　　　　　質問することで、クライエントは感覚情報に注意を向け、ピースを組

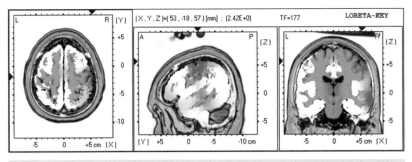

図 6.4　パズル介入を実施中の Cz の LORETA スキャン（中央の画像が最も頑健）

み立てるための細かな運動を計画し、実行するようになる。

　ステップ 4 ：微細運動とは何か、パズルをすることで微細運動をどのよう
　　　　　　に活用しているのか、また、パズルに取り組むことがなぜ Cz の脳波活
　　　　　　動の制御に役立つのか、その制御にはどのような利点があるのかにつ
　　　　　　いて、クライエントに説明する。

　この介入にかかる時間：15 分

C4 の場所と機能

　C4 は右半球の中心に位置し、感覚野の溝の後ろにある（図 6.5）。脳の中では、
異なる機能が同時に働いているため、機能不全の可能性がある部位を特定する必
要がある。C4 の主な機能は、感覚運動統合、気持ちを落ち着かせる、左手の器
用さ、短期記憶の生成である（Chapin & Russell-Chapin, 2014）。健康的な脳や最
適な機能にとって、これらの機能はすべて重要なものである。例えば、短期記憶
も長期記憶と同様に大切な機能である。短期記憶は新しい情報の処理に不可欠で
あり、この処理は、脳がこれまで遭遇したことのない情報にやむをえず出会う場
合や、同じ種類の複数のトークンを覚える場合、変数を組み合わせる場合のキー
となる要素である（Norris, 2017）。脳の部位というものは小さく、取るに足らな
いように見えるかもしれないが、それぞれの部位が脳の機能において重要な役割
を果たしている。

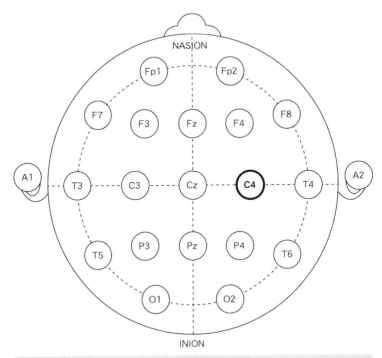

図 6.5　C4 の場所をハイライトした頭部マップ

機能不全の影響

　C4 における機能不全の主な原因はベータ波の過活性である。人が C4 におけるベータ波の増加を経験すると、過覚醒が主な症状として見られるようになる（Chapin & Russell-Chapin, 2014）。Merriam-Webster（2018）によると、過覚醒は「環境刺激に対する異常な気づきが維持されている状態」と定義されている。光、音、触覚に過敏な人を思い浮かべてほしい。ある状況下での刺激が、その人が安心していられるレベルを超えたものであった場合、その刺激は本人のコントロール感を失わせ、パニックエピソードを経験させる可能性がある。C4 のすべての機能の中でベータ波の増加による影響を最も受けるものは、感覚運動統合および自分を落ち着かせる力である。感覚運動統合は生得的な神経生物学的プロセスであり、「脳が環境からの感覚刺激を統合して解釈し、その入力を運動動作に変換す

ること」を指す(Machado et al., 2010)。

　感覚運動統合は、生活の様々な機能において重要な役割を果たしている。例えば、触ったものの質感を理解する能力や、熱い面に手が触れた時に手を離す能力などである。感覚運動統合に機能不全が生じると、感覚入力が適切な方法で統合・整理されず、特定の感覚に対する異常な反応を引き起こす。光や音に対する過敏性、協調運動の問題、手足が空間のどこにあるのか分からない、会話に参加できないなど、C4 の機能不全は様々な形で現れ、また、その程度も様々である (Machado et al., 2010)。

2つのニューロカウンセリング介入

　感覚運動統合は、作業療法の補完的サービスで取り扱われることが多い。ニューロカウンセリングの範囲では、以下にあげる技法を通して、自分を落ち着かせることが苦手なクライエントにフォーカスしていくことが重要である。

- **漸進的筋弛緩法**

　　ステップ1：セラピストはまず、漸進的筋弛緩法（PMR）が全身をリラックスさせることを目的とした一連の筋運動であることを説明する。この技法は、パニック発作や不安をはじめ、自分をうまく落ち着かせられないことが原因となる多くの問題を緩和するために用いられる援助ツールである(Ameli, 2014; Center for Clinical Interventions, 2019)。

　　ステップ2：セラピストは、クライエントに、特定の筋肉を15 秒間引き締め、収縮させてから、ゆっくりと息を吐きながら緩めるように指示をする。

　　ステップ3：続けて、足先から頭部へと順に、全身を動かしていく。

　　ステップ4：セラピストとクライエントが全身の PMR を終えた後には、クライエントは緊張と弛緩の感覚的な違いが識別できるようになるだろう。

　　ステップ5：この気づきを得ることで、クライエントは最終的に、ストレスがいつやってきて、どこに集中しているのかを同定できるようにな

る。日常生活の中でこの技法を使うことで、ストレスを特定し、それ
に対処し、自分を落ち着かせる方法をマスターできるようになる。
この介入にかかる時間：典型的な1セッションの中で 15 〜 20 分

- **マインドフルネス瞑想(図 6.6)**

　ステップ1：クライエントとセラピストはこのセッションを、問題領域を
　　　　　特定することから始めるべきである。C4 機能不全のあるクライエント
　　　　　では、多くの場合、ネガティブな感情や感覚運動制御に関連したスト
　　　　　レスの問題として表出されている。

　ステップ2：次にセラピストは、マインドフルネス瞑想のプロセスでは、
　　　　　クライエントが1つの物、思考、あるいは音に集中し、クライエント
　　　　　の心がさまよい始めた時には、その特定の物に意識を戻すことを説明
　　　　　する(Mineo, 2018; Wegela, 2010)。

　ステップ3：クライエントがどこに集中するか決めたら、対象物に集中し
　　　　　ている間に心に浮かんでくる思考を吟味することを始める。クライエ
　　　　　ントは、これらの思考を認めながらも手放し、選択した対象物に注意
　　　　　を戻すようにする。

　ステップ4：この方法をマスターすれば、クライエントは日常生活の中で、
　　　　　ネガティブな考えが頭に浮かんできた時に、このテクニックを使って
　　　　　心を落ち着かせることができるようになる。セラピストにとって重要

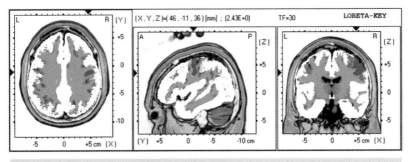

図 6.6　マインドフルネス瞑想を実施中の C4 の LORETA スキャン

なポイントは、この取り組みをクライエントと共に続けることである。
なぜなら、マインドフルネス瞑想に関する主の課題点の一つに時間と
練習が必要なことがあり、クライエントは身体を鍛えるのと同じよう
に、脳を鍛える心構えを持つ必要があるからである。

この介入にかかる時間：典型的な 1 セッションの中で 5 〜 10 分

結語 ───

本章では、身体の両側で必要な感覚運動の統合や、バランスと動作の調整を
担う感覚運動野について理解を深めた。C3, Cz, C4 の 3 つの脳部位それぞれに対
して、その機能不全因子と各 2 つのニューロカウンセリング技法、さらに、各部
位に関する LORETA 活性画像を紹介した。

文献

Ameli, R. (2014). *25 Lessons in Mindfulness: Now time for healthy living*, pp.90‒94. Washington, DC: American Psychological Association.

Berners-Lee, T. & Fischetti, M. (2000). *Weaving the Web: The original design and ultimate destiny of the World Wide Web.* New York: Harper Business.

Carter, R. (2014). *The Human Brain Book* (rev. ed.). New York: DK Publishing.

Center for Clinical Interventions (2019). Progressive muscle relaxation. Retrieved from www.cci.health.wa.gov.au/-/media/CCI/Mental-Health-Professionals/Panic/Panic---Information-Sheets/Panic-Information-Sheet---05---Progressive-Muscle-Relaxation.pdf.

Chapin, T.J. & Russell-Chapin, L. (2014). *Neurotherapy and Neurofeedback: Brain-based treatment for psychological and behavioral problems.* New York: Routledge.

Collura, T.F. & Frederick, J.A. (eds.) (2017). *Handbook of Clinical QEEG and Neurotherapy.* New York: Routledge.

Edwards, S. (2015). Dancing and the brain. *On the Brain*, Winter. Retrieved from https://neuro.hms.harvard.edu/harvard-mahoney-neuroscience-institute/brain-newsletter/and-brain-series/dancing-and-brain.

Fissler, P., Küster, O.C., Laptinskaya, D., Loy, L.S., von Anim, C.A.F. & Kolassa, I.T. (2018). Jigsaw puzzling taps multiple cognitive abilities and is a potential protective factor for cognitive aging. *Frontiers in Aging Neuroscience* 10, 299.

Karpati, F.J., Giacosa, C., Foster, N.E.V., Penhune, V.B. & Hyde, K.L. (2016). Sensorimotor integration is enhanced in dancers and musicians. *Experimental Brain Research* 234 (3), 893–903.

Machado, S., Cunha, M., Velasques, B., Minc, D., Teixeira, S., Domingues, C.A. & Ribeiro, P. (2010). *Sensorimotor Integration: Basic concepts, abnormalities related to movement disorders and sensorimotor training-induced cortical reorganization.* Retrieved March 19, 2018 from www.ncbi.nlm.nih.gov/pubmed/20859923.

Merriam-Webster (2018). 'Hypervigilance.' Retrieved April 10, 2018 from www.merriam-webster.com/dictionary/hypervigilance.

Mineo, L. (2018). With mindfulness, life's in the moment. *The Harvard Gazette.*

Myers, P. (2011). Why puzzles are good for your child's development. Child Development Institute. Retrieved from https://childdevelopmentinfo.com/child-activities/why-puzzles-are-good-for-your-childs-development/#gs.aeq3z1.

Norris, D. (2017). Short-term memory and long-term memory are still different. *Psychological Bulletin* 143 (9), 992–1009. DOI:10.1037/ bul0000108.

Stuss, D.T. (2011). Functions of the frontal lobes: Relation to executive functions. *Journal of the International Neuropsychological Society* 17 (5), 759–765.

Wegela, K. (2010). How to practice mindfulness meditation. Retrieved from www.psychologytoday.com/us/blog/the-courage-be-present/201001/how-practice-mindfulness-meditation.

第7章

側頭葉 (T3, T4, T5, T6)：
世界、自己、他者の統合

カロライン・ピッツ、メリッサ・ホッジ、ドナ・ミラー、ニコル・パチェコ

　ロバート・サポルスキー博士は、彼の魅力的な著書である『なぜシマウマは胃潰瘍にならないのか』(2004)の中で、「私たちは、正常と異常、また、その間における、行動の脳基盤を解明しつつある。我々は、我々を我々たらしめているものに関連する神経生物学マッピングを行っているのである」と述べている。側頭葉、つまり、T3, T4, T5, T6 の場所と機能を理解する上で、これほど真実味のある言葉はないだろう。

T3 の場所と機能

　T3 は左の側頭葉前方、耳の裏側に位置する (図 7.1)。耳の後ろを触ると、乳様突起と呼ばれる骨を感じるはずである。この骨の真後ろにあるのが T3 領域である。T3 は、反対側の半球にある T4 と対をなしている。側頭葉は一般的に、言語理解、感覚入力、記憶保持などのプロセスに関連している (Brainmaster, 2008)。特に T3 は、言語記憶の形成と保持、音韻処理、聴覚、何を見たのか思い出す能力に関する機能を有している (Race, Keane & Verfaellie, 2011)。

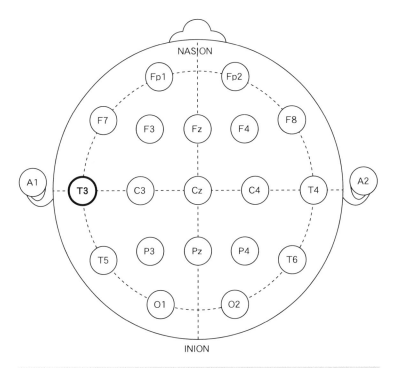

図 7.1　T3 の場所をハイライトした頭部マップ

機能不全の影響

　T3 にベータ波が集中している人では、記憶障害や言語処理障害など、いくつかの症状や懸念事項がみられる、記憶障害、記憶の柔軟性の低下、言語処理障害などの症状や問題が現れる場合がある (Roohi-Azizi et al., 2017)。

　シータ波が集中している人では、イライラやストレス、アパシー等の問題が現れる場合がある (Roohi-Azizi et al., 2017)。

2つのニューロカウンセリング介入

　以下のニューロカウンセリング介入は、T3 領域の活性化に焦点を当てている。これらの介入は臨床的にも、また私的にも、様々な状況で用いることができる。

▪ ニーモニックデバイス（暗記術）

ニーモニックデバイスは、学習速度を速め、情報の想起を容易にし、記憶力を向上させることが示されている (Laing, 2010)。これらには、言語記憶の形成や言語処理といった T3 の機能が含まれているため、T3 の機能不全に関する問題に悩むクライエントに対して有用な介入となる（図 7.2）。ニーモニックデバイスには主に、折句（アクロスティック）、頭字語、韻や歌、視覚的トリガーといった 4 つのタイプがある。

・折句（アクロスティック）

折句とは、覚えようとしている単語の頭文字を使って、それを文章にすることである。例えば、ピアノの先生がよく、A, C, E, G の音を表す「All Cows Eat Grass」という文章を使って、生徒に音符を覚えさせている。この形はカウンセリングにも応用でき、T3 の問題を抱えるクライエントがコーピングスキルの重要なステップを思い出すのを補助することができる。

・頭字語

頭字語とは、覚えようとしているアイデアやフレーズの頭文字を組み合わせた言葉である。日常生活でよく目にする例としては、NASA, NSA, FBI などの企業や機関の略称がある。頭字語は、介入名やコーピングスキル、リマインダーを短く覚えやすいフレーズに短縮することで、簡単に実践に取り入れることができる。例えば、ストレスやイライラといった T3 が表出する問題を抱えているクライエントを支援する場合、"Just One Breath"（とりあえず一呼吸）あるいは "JOB" エクササイズは、一呼吸を促してそれに伴う感情に集中することを覚えやすくするスキルである。

・韻や歌

韻を踏んだり歌ったりすることは、聴覚、処理、理解といった T3 領域の機能の大部分に関与しているため、簡単に T3 領域を活性化できる方法である。このテクニックが特に有益に働くのは、自分の感情や直面している状況について分

析・検証することを学んでいる子どもに対して用いる場合である (Vernon, 2009)。簡単な例としては、子どもが自尊心を高められるような支援を行う際に、自己受容に関する詩や名句、あるいは韻文を創作させたり、暗唱させたりすることがあげられる。例えば、「私はなんて素晴らしいの、自分が信じられないよ！私は称えたいの、自分で選んだのよ！（"I am amazing, incredible me, celebrate the being I choose to be"）」(Coppersmith, 2004) といった形である。

・視覚的トリガー

　視覚的トリガーは記憶力を向上させることが知られている (Rothen, Meier & Ward, 2012)。視覚的トリガーを実生活に取り入れるのは簡単である。例えば、薬の服用を忘れがちな人と取り組む時には、冷蔵庫に薬と関連のあるプロンプトを用意する。クライエントが台所に行くと、この視覚的トリガーが薬を飲むことを思い出させてくれる。

　　ステップ 1：参加者に最も合ったニーモニックデバイスを選択する。例えば、韻や歌は一般的に小さな子どもたちに用いられ、折句や頭字語は大人や 10 代の子どもたちに用いられることが多い。

　　※ここの例では、マインドフルネスエクササイズで「五感」を覚えるために、折句を使うことを概説する。クライエントは、今この瞬間に自分を留めるための試みとして、これらの感覚についてマインドフルに探究する。

　　ステップ 2：各単語の頭文字を使って、五感の順番（聞く、嗅ぐ、見る、味わう、触る）を覚えるための文章を作る。

　　※このエクササイズを覚えるための簡単な頭字語は、Hear, Smell, See, Taste, Touch の頭文字から "Have Some Super Tasty Tacos" とすることができる。このフレーズは覚えやすく、エクササイズで使った感覚の一つを呼び起こしやすくする。

　　この介入にかかる時間：5 分

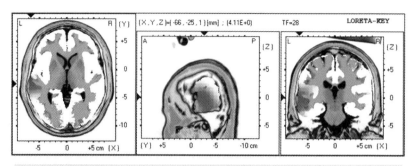

図 7.2　ニーモニック介入を実施中の LORETA スキャン

- Closed Eye Art（閉眼描画）

　閉眼描画は、アートセラピーの技法の 1 つであり、T3 に関連した問題を解決するのに役立つ。目を閉じると、脳の主要な感覚情報源からの入力が 1 つ遮断されることになる。そうすると、脳の他の領域、特に、環境に関する情報を今なお収集している領域への血流が増加する。これは一般に「他の感覚が強化される」（Brodoehl, Klingner & Witte, 2015）といわれるものであり、耳の後ろにある T3 は聴覚に大きく関与するため、閉眼は T3 が関与する問題に対して利用できる。さらに、T3 領域の血流を増加させると、記憶力が高まることが示されている（Buchsbaum et al., 2012）。また、人は目を閉じると集中力が高まるといわれている（Intuitive Creativity, n.d.）。こういった効果はどのような人であれ、出来事を処理したり状況を説明したりする際に有効に働く。閉眼描画は様々な方法で実施することができる。クライエントが自分の家族について話している時に、自分自身を表現するのが難しかったり、適切な言葉を見つけるのが難しかったりした場合、カウンセラーはそのクライエントに、目を閉じて自分の家族の絵を描くように促し、それぞれの家族メンバーのところで立ち止まりながら話し合うことができる。

　　ステップ 1 ：参加者に深呼吸をさせ、目を閉じてもらう。
　　ステップ 2 ：目を閉じたまま、現在話し合っているテーマ（例えば、家族）
　　　　　　に関する絵を描くように促す。
　　ステップ 3 ：参加者に、描いた絵や、その絵を描いている間に自分が抱い

た思考や感情について話し合うように促す。

この介入にかかる時間：15 分

T4 の場所と機能

　T4 は右大脳皮質にある右側頭葉の前部、右耳の近くに位置している（図 7.3）。T4 は一次聴覚野の一部であり、大脳辺縁系との神経伝達によって、音の入力を解釈したり、情動記憶や自伝的記憶を形成・保存したりしている（Carter, 2014）。T4 は、聴覚、パターン認識、体系化、音楽の創造に関する能力だけでなく、パーソナリティの発達にも寄与している（Chapin & Russell-Chapin, 2014）。このように、T4 は歌唱や音色を変化させる力のほかにも、メロディーや感情的な経験、声のトーン／感情の性質を認識、想起、解釈するのに役立っている。T4 は、耳

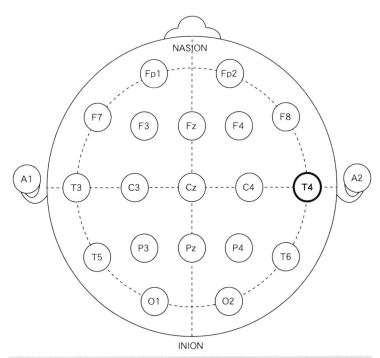

図 7.3　T4 の場所をハイライトした頭部マップ

にしたものが聞き手の心に響くものであるかを判断したり、それが嘘やインチキだと気づいたりするのにも活躍している。つまり、T4は声のトーンに込められた意図を推し量り、それに対する反応をマネジメントしている。このように、T4は「感情の聞き手」であることが示唆されている(Nardi, 2016)。

機能不全の影響

　右側頭葉の機能不全には、視覚的・聴覚的記憶のゆがみや宗教・道徳への捉われ、また、デジャヴュや社会認識、音楽の処理や言語的音調に対する意味判断の問題、社会的手がかりや表情、メロディーの知覚に関する問題があげられる(Chapin & Russell-Chapin, 2014)。特にT4は、集中困難、ストレス耐性、怒り、攻撃性、悲しみ、音への過敏性、声調の解釈に関連している。ネガティブな音入力がT4に到達する前に、他の脳領域でうまくマネジメントできない場合には敵意を感じることがある(Nardi, 2009)。脳の平静を保つ際や(Swingle, 2008)、記憶にアクセスしたり忘却したりする際(Kershaw & Wade, 2011)に使われるシータ波がT4で毎分4〜7Hzより大きい場合には、音の入力に対して、平静を保つことや、創造的、内省的、瞑想的な状態になることが困難になる可能性がある。この状態は、音や声のトーンが否定的あるいは脅威的であると解釈された時に生じ、扁桃体がハイジャックされたようになって、交感神経系が自動的に活性化してしまう(Goleman, 2005)。そのため、入力を体系化し、マネジメントし、直面化するために必要な時間的余裕を持った合理的反応に代わって、不合理で素早い闘争─逃走─凍結反応が発動しやすくなる(Carter, 2014)。このような反応にはよく、身体的・感情的症状が伴う。身体的症状としては、筋緊張の高まり、発汗、心拍数の増加、視野狭窄、速く浅い呼吸などがあげられる。感情的症状としては、怒り、悲しみ、恐怖、嫌悪、驚きを感じることがある(Carter, 2014)。シータ波の過不足に関連するT4の機能不全は、注意欠如多動症(ADHD)、学習困難、心的外傷後ストレス障害(PTSD)、頭部外傷(Swingle, 2008)といった疾患と関連し、また、耳鳴りに関する幻聴を説明する可能性も報告されている(Shulman & Goldstein, 2002)。

2 つのニューロカウンセリング介入

▪ ディジュリドゥの演奏

　世界最古の管楽器の 1 つであるディジュリドゥは、感情の停滞やネガティブなエネルギーを解放するために用いられている。ディジュリドゥは、深い瞑想状態であるシータ波とデルタ波を活性化する独特の共振音によって心と体をつなぐため、様々な心身の状態を癒す瞑想実践として利用できる (Carringer, 2015)。ディジュリドゥの演奏をカウンセリングセッションに取り入れることで T4 機能を促進することができる。

> ステップ 1：ディジュリドゥを作るか、購入する（旅行用サイズがある）。ラポールや創造性を促進するために、セッション中にクライエントにディジュリドゥを自分用にカスタマイズ（言葉やデザインなどを描く）してもらってもよい。
>
> ステップ 2：安定した循環呼吸を 10 分間練習する。水が入った透明なコップとストローを使って練習するとよい。口から息を吐き出すと同時に鼻から息を吸い込み、肺と頬を空気で膨らませることで、安定した泡の流れを作る。これをマスターするには時間がかかるため、クライエントが焦らないように配慮する。
>
> ステップ 3：20 分間、ディジュリドゥを吹く練習をする。YouTube 動画に、唇の位置、口と声帯の操作、循環呼吸を使って音を出す方法が紹介されている。環境に合った音を出してみるようにクライエントに促す。カウンセラーがクライエントと一緒に練習に取り組んでもよい。
>
> ステップ 4：演奏中と演奏後に経験した感情を特定し、分析する。
>
> ステップ 5：毎日 20 分間、ディジュリドゥを演奏する練習をしてもらう。クライエントが必要な時にディジュリドゥを演奏してもよい。環境音を真似るために、自然の中でディジュリドゥを演奏することを提案する。
>
> ステップ 6：次のセッションで、クライエントに「ディジュリドゥを演奏しましたか？」と尋ねる。

この介入にかかる時間：30 〜 50 分

▪ ユーモア U

T4 はユーモアを司る領域の一つである（Nardi, 2009）。ユーモアのスタイルは 4 つあるが、その中でも自己高揚的ユーモアと親和的ユーモアは、適応や個人的・社会的ウェルビーイングを促進する（Martin et al., 2003; Schneider, Voracek & Tran, 2018）。ユーモア U をカウンセリングセッションに組み込むことで、自己高揚的ユーモアや親和的ユーモアのスキルを身につけ、T4 機能を促進することができる(図 7.4)。

　ステップ 1：ユーモアの 4 タイプを定義する：自己高揚的、親和的、攻撃
　　　　　的、自虐的。ユーモアスタイル質問紙（Martin et al., 2003）[14] を用いて、
　　　　　クライエントのユーモアの使い方をアセスメントする。
　　　　　特に、以下の 2 つに注目する。
　　　a. 自己高揚的ユーモア：自分自身を笑わせることによって、ストレス
　　　　　フルな状況にユーモラスで楽観的な視点をもたらす対処戦略。内的
　　　　　なローカスオブコントロールや、人はミスを犯すものであるといっ
　　　　　たセルフコンパッションを促進する。自虐的ユーモアを行うことは
　　　　　禁物である。
　　　b. 親和的ユーモア：他人と一緒に楽しめるような冗談。他人をバカに
　　　　　するような攻撃的ユーモアを行うことは禁物である。
　ステップ 2：クライエントがどれくらい自分自身を笑わせたり、他人と冗
　　　　　談を言ったりできるかを確認する。
　ステッ 3：クライエントに、過去に自分自身を笑わせたり、他人に自分で
　　　　　作ったジョークを言ったりした例を 3 つあげてもらう。
　ステップ 4：ジョークを言うことと、何かについて笑うことのバランスを
　　　　　検討する。これには時間がかかることを強調する。
　ステップ 5：クライエントに 10 秒間笑顔の練習をしてもらう。それがどの

14) Humor Style Questionnaire の日本語版は複数の研究者が作成・報告している。

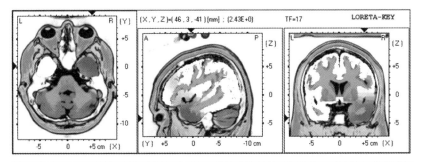

**図 7.4　自分を笑顔にするものについて考える介入を実施した後の
T4 の LORETA スキャン**

　　ように気分の改善に役立つかを説明する。

　ステップ 6：ホームワークを設定する。次回のセッションでフォローアッ
　　プを行う。以下の選択肢から選ぶ。

　　a. 毎日ユーモアを探す

　　b. 自分で笑ったり、誰かと冗談を言ったりした時のことを記録する

　　c. ユーモアに浸る：コメディやアドリブのワークショップに参加した
　　　り、ユーモラスな映像やショーを見たり、ユーモアのある人と一緒
　　　に過ごす

　　d. 様々な媒体を使ってユーモラスなスタイルを作る：言葉、絵、物、
　　　曲のパロディなど

　　e. 自分を笑顔にするものについて考える

　　f. 1 日 10 秒、笑顔の練習をする

　　この介入にかかる時間：30 ～ 50 分

T5 の場所と機能

　左右の側頭葉は耳のすぐ後ろにあり、脳の中で前頭葉に次いで大きな葉であ
る（図 7.5）（"Brain map", 2017）。側頭葉は聴覚野と海馬で構成されている（"Brain
regions", 2016）。聴覚野は耳で聞いた情報（聴覚）の処理を制御し、海馬は記憶処
理に関与している（"Brain regions", 2016）。左側頭葉は一般的に、ほとんどの人で

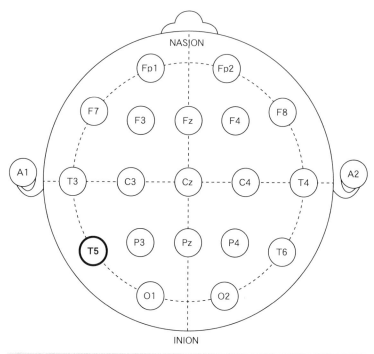

図 7.5　T5 の場所をハイライトした頭部マップ

右側頭葉より優位であり、言語理解や言語情報の記憶を担っている（"Brain Map",
2017）。脳の T5 領域は、左側頭葉に位置している。T5 の具体的な機能は、論理
や言語の理解の制御である（Bradley University, 2014）。これには、単語認識、聴
覚処理、意味構築が含まれる（Bradley University, 2014）。この脳領域は、短期記
憶や内言語（または意識下の思考）も制御している（Bradley University, 2014）。

機能不全の影響

　左側頭葉の T5 における機能不全は、シータ波の活動増加を引き起こす。こ
の増加は、不注意、意味理解や自発性の低下につながることがある（Bradley
University, 2014）。シータ波は通常、瞑想状態や睡眠状態の時に最も活発になる
が、活動的な時間帯に活性が強まると、気持ちを散漫にし、あたかもその人が日

中に夢を見ているかのように見せることがある（"Neurofeedback & Brainwaves", 2016)。脳の左側部におけるシータ波の増加は、体系化がうまくできないような状態との関連が一貫して報告されている（"Neurofeedback & Brainwaves", 2016)。この機能不全は、情報を適切に処理し、それを短期記憶庫に貯蔵するといったT5 の機能にネガティブな影響を与えたり、人が散漫さや、まとまりのなさ、集中の難しさを感じている際に内言語を制御できなくなる状態を作り出したりすることがある。

　また、T5 の機能不全はベータ波の活動増加にもつながることがある。"Neurofeedback & Brainwaves"(2016) によると、「ベータ波は、認知タスクや外界に注意が向けられている時の、通常の意識の覚醒状態を表している」。ベータ波の働きは、問題解決タスク、意思決定プロセス、注意の集中が必要な精神活動を補助するものである（"Neurofeedback & Brainwaves", 2016)。ベータ波の活性が強くなると、混乱状態が強まったり、読みが困難になったり、意味を理解したり見つけたりすることへの問題が生じることがある（Bradley University, 2014)。T5 は言語処理に関する論理や言語の理解を制御しているため、T5 の機能不全は、単語の認識や、それらの単語から意味を構築する能力を妨げる可能性がある。

２つのニューロカウンセリング介入

▪ 瞑想ヨガ

　この機能不全に対する介入法の１つが、瞑想ヨガである。瞑想は今この瞬間の思考や感情を積極的に観察するための方法として用いられており、心を落ち着かせ、集中力を高めるための効果的な治療法である（"Meditation　and Yoga", 2019)。瞑想ヨガに 20 分、週 2 回取り組むことで、特に注意と集中領域において、目に見える改善を得ることができる("Meditation and Yoga", 2019) (図 7.6)。

　　ステップ１：雑音がなく、気が散らない静かな環境を選び、可能なら電気
　　　　　　　　照明ではなく自然光がたっぷり入り、新鮮な空気が流れる場所を選ぶ。
　　ステップ２：ヨガマットなど柔らかいものの上に座ってもらい、軽いスト
　　　　　　　　レッチとエクササイズから始める。床に座った楽な姿勢で、体幹と背

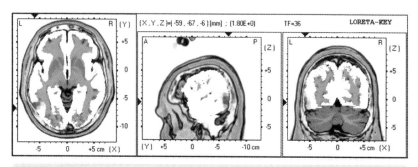

図7.6　下を向いたパワーヨガポーズをした後のLORETAスキャン

中に力を入れながら、ひねりや屈伸を数回行う。ストレッチの後、次のヨガ・エクササイズを行う。2本の指で眉を軽く数回揉む、目をぐるぐると数回回す、こめかみと顎のラインを揉む、耳をつかんで下方向に軽く引っ張る。

ステップ3：猫と牛のポーズを行う。クライエントに両手と両膝をついてもらう。まず猫のポーズから始め、あごを胸につけた状態から、息を吸いながら背中を天井に向かってアーチ状に少し反らせる。次に息を吐きながら、あごを天井方向に上げ、背骨を床の方向に落とし、牛のポーズをとる。これらのポーズを最低5回繰り返す。

ステップ4：深呼吸の練習をする。楽な姿勢で座ったまま、クライエントに目を閉じてもらい、胸と腹部が盛り上がるように鼻から深く息を吸い込ませる。息を止め、口から完全に息を吐き出す。この間、クライエントに今生活の中で起こっている様々なことについて考え、受容するよう促し、外の雑念を取り除き、集中し直すために、その混沌とした状態を受け入れるように促す。この深呼吸を約5分間続ける。

ステップ5：クライエントに自分の身体を見つめ直すように促す。目を閉じて、楽な姿勢で仰向けに寝た状態で、全身の筋肉を数秒間緊張させ、その後、ゆっくりと頭のてっぺんからつま先にかけて、顎、腕、手、脚、足先など、すべての部位をリラックスさせていき、身体の緊張をほぐすようにクライエントに指示を行う。

　　ステップ 6 ： クライエントには、少なくとも週に 1 回は自宅で瞑想ヨガを
　　　　　　　　実践し、セッション中はヨガを続けるように促す。
　　　　　　　この介入にかかる時間：20 分

▪ 武道

　脳の T5 領域を制御するための二つ目の介入法は、武道の練習である。Formica
(2008) によると、「武道における価値ある教訓の多くは、肉体的なこと以上に、
社会的知性と精神的規律に関する教訓である」。また、武道の練習には構造性、
一貫性、規則性が伴うため「よりうまく体系化された実行機能スキル」（Formica,
2008) の発達を促進してくれる。クライエントが興味を持ったり実行できたりす
る場合には、ぜひ試してみてほしい。

　　ステップ 1 ：クライエントに簡単なストレッチでウォーミングアップをし
　　　　　　　 てもらう。
　　ステップ 2 ：パンチの練習。足を床につけ、腰幅に開き、膝を曲げる。膝
　　　　　　　 を曲げた状態で、右腕を前に出してパンチを繰り出す。左腕も同様に
　　　　　　　 行い、それぞれの腕につき 10 ～ 15 回繰り返す。
　　ステップ 3 ：キックの練習。地面より高い場所に片足をのせられる丈夫な
　　　　　　　 台を使い、片足で台を上がって、もう片方の足を前方または横方向に
　　　　　　　 蹴り出す。蹴るのが難しい場合は、膝を上げながら台に上がるか、簡
　　　　　　　 単な昇降を行うようにする。左右 9 ～ 12 回ずつ繰り返す。
　　ステップ 4 ：前腕プランク。腕立て伏せの姿勢から始め、腕と肩が一直線
　　　　　　　 になるようにする。この姿勢を 20 秒間キープしながら呼吸に集中する。
　　　　　　　 休みながら最低 3 回繰り返す。
　　ステップ 5 ：チェア・ディップス。立った状態で両足を近づけ、椅子の端
　　　　　　　 に腰掛ける。肘を 90 度に曲げ、両手の手のひらを下にして太ももの横
　　　　　　　 の椅子に置いたら、腕をまっすぐ伸ばして椅子から身体を持ち上げる。
　　　　　　　 次に両腕と両脚を曲げながら、後頭部が椅子の前になるまで身体を下
　　　　　　　 ろす。これを 8 ～ 10 回繰り返す。

ステップ6：軽いストレッチとリラクゼーション呼吸をして終わる。

ステップ7：クライエントに、少なくとも週に1回は、武道のテクニック
　　　　　のうち少なくとも2つに取り組んでもらい、必要に応じてカウンセリ
　　　　　ングセッション中は続けるように指示する。

この介入にかかる時間：15分

T10（元々はT6）の場所と機能

　T10は右側に位置し、右利き（また、ほとんどの左利き）の人で非優位半球に
あたる（純粋な左利き、左目利き、左足利きの人を除く）。T10は、以前はT6と
表記されており、T8（以前のT4）とP8（以前のP4）を結ぶラインの外側にある（図
7.7）。Thompson & Thompson（2015）によると、側頭葉は「多くの重要な認知機能
にとって重要な領域である」（Thompson & Thompson, 2015, p.193）とされ、聴覚
処理、短期記憶／ワーキングメモリ（内側部）に関する役割を担っていることで
知られている。側頭葉は前頭葉だけでなく、大脳辺縁系や頭頂葉の感覚入力と
もコミュニケーションをとっている。加えて、側頭葉は「新しい情報の統合と理
解や、思考や行動の感情価判断にとって大きな役割を担っている」（Thompson &
Thompson, 2015, p.89）。言いかえると、側頭葉は私たちが新しい情報を理解し、
物事に対して「良い」（肯定的である）か「悪い」（否定的である）かをラベリングす
るのを助けてくれている。T10のより具体的な機能には、感情理解、顔やシン
ボルの認識（紡錘状回と協働で）、聴覚処理、持続的・長期的な記憶処理がある
（Anderson, 2010）。

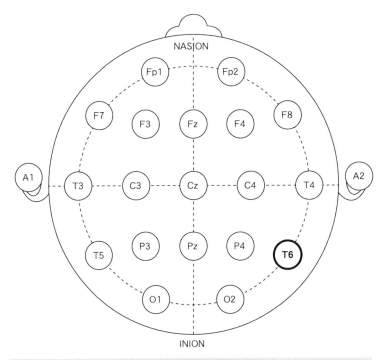

図 7.7　T10(T6) の場所をハイライトした頭部マップ

機能不全の影響

　右側（非優位性）の側頭葉における問題には、音や形を知覚するタスクに関するものがある。右側頭葉の損傷は、「会話の抑制の喪失」（Thompson & Thompson, 2015, p.192）、つまり、会話を止める能力を欠如させることもある。顔を認識する能力の欠如(相貌失認)も、右側頭葉が損傷を受けた場合に見られる。この領域における問題は、人が顔や歌のメロディーを認識したり記憶したりするのに苦労している時に見られる。これらは、過剰なシータ波 (4 〜 7Hz) が見られる時に生じやすい。Thornton (2002) は、他の 23 の領域に加えて、T10 が記憶能力、特に即時／遅延想起に関係していることを明らかにした。前述したように、側頭葉は持続的注意課題中に紡錘上回と共に働く。紡錘上回は、扁桃体の中心核と連携することで、交感神経系の反応(闘争か逃走反応)を減少させるのに重要な役割を果

たしている。自閉スペクトラム症の人は、この領域の機能が低下していることが分かっている(Thompson & Thompson, 2015)。

2つのニューロカウンセリング介入

▪ 記憶の宮殿法

　前述の通り、側頭葉に損傷があると記憶の問題が引き起こされることがある。記憶の宮殿法は、重要な情報を覚えるための強力な方法であり、特に、（年齢を問わず）学生や記憶に対して心配を抱える人にとって役に立つ可能性がある。このテクニック（またの名を「メモリーパレス」）は、「簡単に視覚化できるようなよく知っている場所の比喩」であり、私たち人間は「知っている場所を覚える」(Brainpower, 2020)のが得意であるため、これが非常に効果的な方法になる。以下に、クライエントがこの方法を実行できるようになるための手順を示す。

　　ステップ1：「宮殿」を選ぶ
　　　　a. 理想的な宮殿としては、自宅や非常に馴染みのある場所が適しており、その場所はストレスやトラウマの記憶を引き起こさない場所である。自宅を使用する場合、家の中を歩くための特定の経路を作成する。これにより、記憶の生成と検索のプロセスを強くすることができる。自宅以外にも、楽しく散歩ができる公園や、馴染みのある場所、また、職場、学校や大学、自分の町の通り／近所などが「宮殿」の候補となる。
　　ステップ2：「メモリースロット」を作るために具体的な特徴を特定する
　　　　a. 各部屋の具体的な特徴やアイテムを明確にする。自宅を使用する場合、玄関ドアの細かな特徴をピックアップする。次の部屋に進み、次に目に入る具体的で詳細な特徴を特定する。これを、左から右といったように、一貫した方法で行う。決まった方法で宮殿内を移動しながら、クライエントが気づいた特徴を続けて特定していく。これらの特徴は後で情報を保存するための「メモリースロット」として使用する（各特徴につき1つの情報を保存する）。

ステップ3：「宮殿」の中を歩きながら、特徴を順番にあげていく（宮殿を記憶に刻み込む）

a. 自分の記憶の宮殿を、すらすらと歩けるようになるまで練習する。これは、視覚型学習者にとっては必然的に簡単な方法になりやすい。Brainpowerは、この作業が難しいと感じる人のために、以下の方法を提案している。

ⅰ. 家の中を歩き、具体的な特徴を口頭で確認する。

ⅱ. その特徴を書きとめ、心の中で家の中を歩きながら、その特徴を声に出して確認していく。

ⅲ. それぞれの特徴に対して、同じ視点を維持する。

ⅳ. この練習は過剰学習が良い。クライエントが自分でこれをマスターできたと確信できたあとに、もう1回歩く練習をする。

ステップ4：メモリースロットを埋める―特徴と暗記内容を結びつける

a. 玄関のドアからスタートし、記憶したい内容を玄関ドアの特徴と関連づける。例えば、「玄関ドアの特徴は……」

b. ノッカー[15]であり、食料品店で買うべき食料品を覚えたい、とする。ノッカーにあしらわれた牛の頭をできるだけバカバカしく、面白くイメージしてみる。牛があなたにモーモーと挨拶しているかもしれない。玄関に入ると、傘立ての中にある卵の巣の上にニワトリが座っているかもしれない（傘立てに卵を買うことを結びつける）。すべての食料品がメモリースロットに入るまで、宮殿内を歩き続ける。

ステップ5：繰り返し、宮殿内を歩く

a. 宮殿を歩くことを定期的に繰り返すことで、このエクササイズはさらに強化される。毎回、あるいは時々（2つか3つの新しいメモリースロットが埋まった時など）は、最初の地点から歩き始めるのが良い方法である。有名な「クリスマスの12日間」という曲で、繰り返しと記憶が効果的な組み合わせであることを思い浮かべてほしい（個人的に

---

[15] ドアや門扉につけられた金具。ドアノッカー。牛やライオンなど、動物の顔があしらわれたものが多い。

この歌に興味がなくても、5 日目に何が起こるかは知っているはず）。
この介入にかかる時間：15 〜 30 分（記憶の宮殿を作るのが初めての場
合、もう少し長くかかる）

■ 意味づけテクニック（T チャート）

T10 が関与するもう 1 つの機能は、物事や出来事、他者（個人）に対して肯定的
あるいは否定的な価値や意味を割り当てることである。Dweck（2016）は、心的柔
軟性と「成長志向（Growth Mindset）」の重要性について幅広く記している。このマ
インドセットとは異なる「固定志向（fixed mindset）」は、頑固で白か黒かの二者択
一的な考え方と言われ、失敗を避けることが成功であると考えるため、しばしば
強いストレスを生んでしまう。一方、成長志向は、失敗を学習プロセスの重要な
一部とみなし、完璧であることや、他者のパフォーマンスや能力、世間から認め
られているような成功といったものと自分を比較することにあまり関心を置いて
いない（図 7.8）。クライエントには以下のことを促す。

ステップ 1：比較的ストレスの多かった最近の、あるいは過去の出来事を
　　　　　　思い出す。その出来事を順を追って口頭で説明する。
ステップ 2：1 枚の紙を手に取り、2 列に分ける。その出来事に関するポジ
　　　　　　ティブな考えとネガティブな考えの両方を書き出す。最初はネガティ
　　　　　　ブな面に焦点が当たるかもしれない。それは正常なことであり、その
　　　　　　個人の体験は正常で妥当であると捉えることが重要である。
ステップ 3：自発的にポジティブな面を見いだすことが難しい場合、その
　　　　　　体験から学んだ重要なことを少なくとも 1 つあげてみる。このプロセ
　　　　　　スを最初に行う際には、カウンセラーから例を 1 つあげる必要がある
　　　　　　かもしれない（例：その体験がクライエントのレジリエンスや自分の直
　　　　　　感を信じる能力を明るみに出した。現在の痛みや苦難を認識する能力
　　　　　　が、将来的に、より良く、より大きく、より満足のいくものを得るた
　　　　　　めの余地を作った、など）。
ステップ 4：心的柔軟性を発揮することの重要性と、活用したいと思える

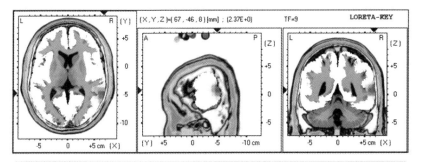

図 7.8　意味分け法（T チャート）介入を実施中の T10 の LORETA スキャン

受け止め方を選ぶ能力の重要性についてクライエントに理解を促す。
この介入にかかる時間：15 〜 30 分

結語 ———

　本章では、調性、音、その他の聴覚情報を理解・解釈する上で重要な領域で
あり、同時に、新しい情報を古い情報に取り込むための重要な統合センターでも
ある側頭葉について理解を深めた。T3, T4, T5, T6 の 4 つの脳部位それぞれに対
して、その機能不全因子と各 2 つのニューロカウンセリング技法、さらに、各部
位に関する LORETA 活性画像を紹介した。

文献

Anderson, J. (2010). Personal Communication. Professional EEG Biofeedback Certification
　　Training. San Rafael, CA: Stens Corporation.
Brainpower (2020). Develop perfect memory with the memory palace technique. Retrieved March
　　8, 2020 from https://litemind.com/memory-palace.
Bradley University (2014). Physiology and behavior. Retrieved from Bradley University,
　　ENC_607_01_18GJ-.
Brain Map: Temporal lobes (April 18, 2017). Retrieved from www.health.qld.gov.au/abios/asp/
　　btemporal_lobes.
Brain regions, their functions, and neurofeedback (October 26, 2016). Retrieved from http://
　　neurofeedbackalliance.org/brain-regions-and-neurofeedback/.

Brainmaster (February 1, 2008). Positions and brain function. Retrieved from www.brainmaster. com/help/Positions_and_brain_function.htm.

Brodoehl, S., Klingner, C.M. & Witte, O.W. (2015). Eye closure enhances dark night perceptions. *Scientific Reports* 10515. DOI:10.1038/srep10515.

Buchsbaum, B.R., Lemire-Rodger, S., Fang, C. & Abdi, H. (2012). The neural basis of vivid memory is patterned on perception. *Journal of Cognitive Neuroscience* 24 (9), 1867‒1883.

Carringer, J. (2015). What is didgeridoo sound therapy. *Somatic Psychotherapy Today* 5 (4), 78‒81. Retrieved from www.somaticpsychotherapytoday.com/wp-content/uploads/2015/09/ volume-5-number-4-Fall-2015.pdf.

Carter, R. (2014). *The Human Brain Book*. New York: DK Publishing.

Chapin, T.J. & Russell-Chapin, L. (2014). *Neurotherapy and Neurofeedback: Brain-based treatment for psychological and behavioral problems*. New York: Routledge.

Coppersmith, D. (2004). Hello World. In *The Elusive Here & Now: Inspirational poetry for the soul*. Out of this World.

Dweck, C.S. (2016). *Mindset: The new psychology of success*. New York: Ballantine Books.

Formica, M.J. (July 7, 2008). Martial arts and ADD/ADHD. *Psychology Today*. Retrieved from www.psychologytoday.com/us/blog/enlightened-living/200807/martial-arts-and-addadhd.

Goleman, D. (2005). *Emotional Intelligence: Why it can matter more than IQ*. New York: Bantam Books.

Intuitive Creativity (n.d.). 100 Art Therapy Exercises: The updated and improved list. Retrieved from http://intuitivecreativity.typepad.com/expressiveartinspirations/100-art-therapy-exercises.html.

Kershaw, C.J. & Wade, J.W. (2011). *Brain Change Therapy*. New York: Norton.

Laing, G.K.(2010). An empirical test of mnemonic devices to improve learning in elementary accounting. *Journal of Education for Business* 85(6), 349‒358. DOI:10.1080/08832321003604946.

Martin, R.A., Puhlik-Doris, P., Larsen, G., Gray, J. & Weir, K. (2003). Individual differences in uses of humor and their relation to psychological well-being: Development of the Humor Styles Questionnaire. *Journal of Research in Personality* 37, 48.

Meditation and yoga (2019). Retrieved from www.webmd.com/add-adhd/adhd-mindfulness-meditation-yoga.

Nardi, D. (2009). *Neuroscience of Personality: Brain savvy insights for all types of people*. West Hollywood, CA: Radiance House.

Nardi, D. (2016). *Neuroscience of Personality: Our brain in colors*. West Hollywood, CA: Radiance House.

Neurofeedback and brainwaves (2016). Retrieved from http://neurofeedbackalliance.org/ understanding-brain-waves/.

Race, E., Keane, M.M., Verfaellie, M. (2011). Medial temporal lobe damage causes deficits in episodic memory and episodic future thinking not attributable to deficits in narrative construction. *Journal of Neuroscience* 31 (28), 10262‒10269.

Roohi-Azizi, M., Azimi, L., Heysieattalab, S. & Aamidfar, M. (2017). Changes of the brain's bioelectrical activity in cognition, consciousness, and some mental disorders. *Medical Journal of the Islamic Republic of Iran* 31, 53. DOI:10.14196/mjiri.31.53.

Rothen, N., Meier, B. & Ward, J. (2012). Enhanced memory ability: Insights from synaesthesia. *Neuroscience & Biobehavioral Reviews* 36 (8), 1952‒1963. DOI: 10.1016/j.neubiorev.2012.05.004.

Sapolsky, R.M. (2004). *Why Zebras don't get Ulcers*. New York: Holt.

Schneider, M., Voracek, M. & Tran, U.S. (2018). A joke a day keeps the doctor away? Meta-analytical evidence of differential associations of habitual humor styles with mental health. *Scandinavian Journal of Psychology* 59, 289‒300. DOI:10.1111/sjop.12432.

Shulman, A. & Goldstein, B. (2002). Quantitative electroencephalography preliminary report-tinnitus. *International Tinnitus Journal* 8 (2), 77‒86.

Swingle, P.G. (2008). *Biofeedback for the Brain*. New Brunswick, NJ: Rutgers University.

Thompson, M. & Thompson, L. (2015). *The Neurofeedback Book* (2nd ed.). Association of Applied Psychophysiology and Biofeedback.

Thornton, Kirtley E. (2002). Electrophysiological (QEEG) correlates of effective reading: Towards a generator/activation theory of the mind. *Journal of Neurotherapy* 3 (6), 37‒66.

Vernon, A. (2009). *More what Works when with Children and Adolescents: A handbook of individual counseling techniques*. Champaign, IL: Research Press.

第8章

頭頂葉 (P3, Pz, P4)：
自身の体験や自己を取り巻く世界を認識する

ニコル・パチェコ、マヤ・レダスキー

　学識者であり、コンサルタントでもあるクリスティーナ・イムレ博士はよく「物事の意味を理解し、その仕組みを理解した時、その人を止めるものは何もないだろう」と話している (Imre, 2014)。頭頂葉や P3, Pz, P4 といった脳部位がどのように働いているのかについて理解を深めることは、感覚知覚や認知入力といったものから、私たちを取り巻く世界を理解するための第一歩である。

P3 の場所と機能

　P3 は頭頂葉の左半球に位置する (図 8.1)。頭頂葉は、前頭葉から頭頂葉、側頭葉、後頭葉を解剖学的に分離する位置にあるローランド裂の後方部であり、両半球の内側まで延びている。P3 は頭頂葉の中央部 (Pz) と側頭葉遠位部の中間の領域である。P3 の後方が後頭葉の左半球部にあたる（具体的には O1 の場所）。

　P3 の機能には、認知処理と身体の右側で経験される感覚知覚が含まれる。また、関係性の理解、マルチモーダル感覚、計算、運動(行為機能)、言語的推論においても重要な役割を果たしている。

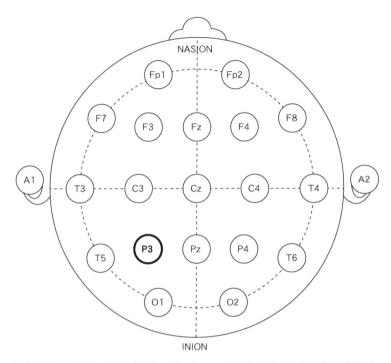

図 8.1　P3 の場所をハイライトした頭部マップ

機能不全の影響

　P3 の正常機能の障害は、意味の把握や「要点をつかむ」のが難しい (4 〜 7Hz の
シータ波の過剰)、混乱が増える、読みに対して難しさや努力が生じる、読解力
が低下する（特にキーポイントの特定）、といったことに関連する。これらのう
ち、後半の症状は、過剰なベータ波（13 〜 35Hz）がみられる場合に生じやすい。
ゲルストマン症候群は、左の頭頂葉における機能不全のサインである。ゲルスト
マン症候群では「左右失認、手指失認(両手の指の名前が言えない)、失書(字が書
けない)、失算(計算ができない)」といった症状がみられる(Cozolino, 2017, p.142)。
　Amen（2010）は、閉塞性睡眠時無呼吸症候群が頭頂葉に悪影響を及ぼすこと
を報告している。SPECT を用いた脳撮像では、閉塞性睡眠時無呼吸症候群の患
者において、左頭頂葉の活動低下がみられることが明らかにされている。この領

域は理解力を担っているため、機能が低下すると「会話を理解したり、本を読んだりすることが困難になる」（Amen, 2010, p.253）。幸いなことに、この特殊な脳の障害は、持続陽圧呼吸療法(CPAP)装置を用いて対処することができる。

２つのニューロカウンセリング介入

▪ 適切な行動を実践するためのイメージの活用

　英国の生理学者ウィリアム・ベンジャミン・カーペンターが最初に提唱したPsychoneuromuscular 理論（または観念運動の原理）では、ある行動を（身体的な動きを伴わずに）心の中でイメージすると、それに関連する筋肉（筋群）に脳から信号が送られることを仮定している。したがって、（特に不適切な行動を起こした後には）適切な行動をイメージして練習することが大切である。不適切な行動や誤った行動（うっかり人前で転ぶ等）について繰り返し考え続けると、脳と身体は、スムーズにしなやかに歩くことよりも、また転ぶことを繰り返し実践するようになってしまう。適切な社会行動をメンタルリハーサルすることで、その行動スキルの強化と共に P3 が担ういくつかの機能（行為機能やマルチモーダル感覚）の活性化を促すことができる(図 8.2)。

　　　ステップ１：クライエントにリラックスした楽な姿勢をとってもらう。
　　　ステップ２：クライエントに、メンタルリハーサルしたい場面（自身がうま
　　　　　　　　　くパフォーマンスできている様子をイメージしたい状況）をあげてもら
　　　　　　　　　う。
　　　ステップ３：クライエントに、その状況で自身が望ましい行動をとってい
　　　　　　　　　る場面をイメージさせる。その行動を実行する場面を、スムーズかつ
　　　　　　　　　楽にクライエントが想像できるようになったら、他の感覚に注意を向
　　　　　　　　　けるように促し、より強くその行動をイメージさせる。例えば、理想
　　　　　　　　　的な感情や気持ち、身体感覚を体験している（例：気を張りながらもリ
　　　　　　　　　ラックス状態にある、"ゾーンの中"にいるように感じる等）ようにメン
　　　　　　　　　タルリハーサルを行うよう促すことができる。必要に応じて、視覚、
　　　　　　　　　嗅覚、聴覚など、他の感覚情報も取り入れる。

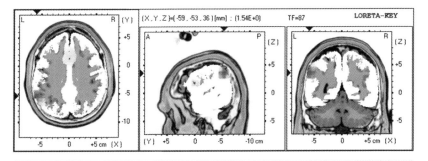

図 8.2　適切な行動イメージ介入を実施中の P3 活性の LORETA スキャン

ステップ 4 ：クライエントの意識をゆっくりと現在の環境に戻し、クライ
エントの体験を処理する。クライエントがこのトレーニングを初めて
行う場合や、強い感情を体験した場合には、クライエントからこの方
法を行うことが難しいと報告を受けることがある。こういった反応は
正常で妥当なものであることを伝え、学習曲線が上下する様子をクラ
イエントと共有する。

ステップ 5 ：クライエントの取り組みを賞賛し、カウンセリングのセッショ
ン外でクライエントがメンタルリハーサルに取り組むことができる時
間や場所を具体的に決める。

この介入にかかる時間：10 ～ 20 分

▪ 5-4-3-2-1 法：五感を使ったグラウンディングアクティビティ

過覚醒はストレス反応、不安、怒り、パニックを引き起こす。覚醒度が低い
と、無気力感、退屈、無関心／意欲減退につながる。このアクティビティは、よ
り落ち着いた感覚を味わいたい時や、もっと夢中になりたい時に、自分を落ち着
かせる練習として使うことができる。例えば、不安を感じたり、ストレスが喚起
されたりしたことに気づいた場面で役に立つだろう。あるいは、行き詰まりやや
る気のなさを感じている時にも、このアクティビティを行うことで、現在の認知
プロセスや感情体験を中断させ、つながりや関与への感覚を高めることができ
る。

ステップ1：クライエントに、自分の身の回りにあるものを5つあげても
らう。

ステップ2：クライエントに、身の回りにある4つの音を聴くように促す。

ステップ3：クライエントに、3つのものを触ってもらう。

ステップ4：クライエントに、2つの匂いをかいでもらう。化粧水、リップ
クリーム、エッセンシャルオイルなど、携帯できるものを使ってクラ
イエントが望む覚醒レベルに近づける。

ステップ5：クライエントに、1つの味覚・味わい体験を感じてもらう。こ
の場合も、ミント、フレーバー付きの水、紅茶など、クライエントが
利用できそうなものをみつける。

この介入にかかる時間：2〜5分

Pzの場所と機能

　頭頂葉は大脳の後部にあり、感覚処理と方向感覚の大部分を担っている(Amen, 2010)。Pzは中央溝（ローランド裂とも呼ばれる）、頭頂後頭溝、外側溝（または シルビア裂）、および左右半球を分断する大脳縦列の間に位置している（図8.3）。 頭頂葉の重要な領域として、楔部と楔前部があげられる。PzはP3（左）とP4（右） の間に位置しており、頭頂葉の中央部にあたる。また、中心線を前頭葉(Fz)から たどっていくと、その後ろにCz（まだ前頭葉の範囲）があり、そして最後の3番 目が頭頂葉にあるPzである。

　頭頂葉は視覚、情動、感覚情報の処理に重要な役割を果たしている。特に、 頭頂葉は「生の感覚情報を知覚に変換するプロセス」(Thompson & Thompson, 2015) において重要な役割を果たす。ただし、意識レベルで知覚される情報を決 定するのは、背外側前頭前皮質(国際10-20システムのF7周辺)である(Thompson & Thompson, 2015)。頭頂葉は後頭葉と共に視覚能力においても重要な働きを 担っている (Thompson & Thompson, 2015)。単純な形状は後頭葉で同定され、よ り複雑なパターン認識は頭頂葉で行われる。

　楔前部と楔部（どちらも頭頂葉の一部であり、後帯状回と一緒にされること

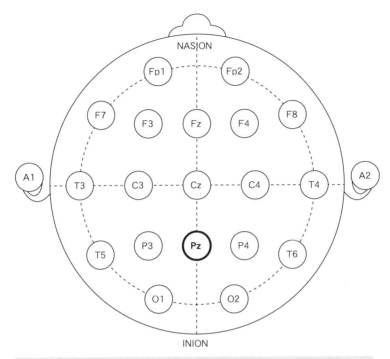

図 8.3　Pz の場所をハイライトした頭部マップ

もある）は、人が自分と世界との関係をどのように見ているかに関与する領域である。特に、Pz の位置にある頭頂葉内側部は、「自己表出、セルフモニタリング、休息中の意識状態」に特に重要な場所である（Cozolino, 2017, p.143）。決断や他者との比較における自己評価、エピソード記憶検索（重要かつ特定の記憶）、自分がどう見えているかなどの精神活動は、この領域で生じる（Thompson & Thompson, 2015）。Pz に関連する他の機能には、身体中央線上の知覚、空間関係、行為機能（動作）、経路探索、および注意の切り替え／統合がある。

機能不全の影響

　頭頂葉（前帯状皮質を含む）は人の意識に寄与している。fMRI 撮像を用いて検討した Van der Kolk（2014）は、PTSD 患者や重度の幼少期トラウマ体験を経験し

た人は、他の集団に比べて、脳の自己感覚領域(頭頂皮質を含む)の活性が非常に少ないことを示している。また、頭頂葉は、アルツハイマー病による影響を最初に受ける脳領域の一つであり(Amen, 2010)、「アルツハイマー病患者らがなぜ迷子になりやすいのか」(Amen, 2010, p.23)を説明する領域である。Amen(2010)は、頭頂葉を摂食障害や身体のゆがみに対する過敏性とも関連づけている。例えば、過体重の人に関する脳画像所見として、頭頂葉、基底核、放射冠(「脳内の異なる領域間の素早い情報伝達を行う白質(本書 p.50 を参照)」)における脳組織損失が確認されている。Pz における脳波機能不全では、過剰なベータ波が忍耐力の問題や感覚過敏の問題に関係する。

2つのニューロカウンセリング介入

▪ 経路探索

前述のように、頭頂葉は身の回りの環境との空間関係、動作、および経路探索に関わる脳部位である。この介入法は、道を進んでいく手順を一つ一つ心の中でイメージすることで、頭頂葉の機能を活用していくことができる。方向感覚に衰えを感じている人や認知症の兆候がある人には、特に役立つ可能性がある。

　　ステップ1：出発地点(A 地点)と目的地(B 地点)を選択してもらう。

　　ステップ2：クライエントに、A 地点(元の場所)から B 地点(目的地)に行くまでに必要な手順(曲がる、進む)を心の中で(希望があれば口頭でも可)分解してもらう。

　　ステップ3：クライエントに、追加の情報や詳細事項(例：「大きな旗のガソリンスタンドで右折する」「テニスコートのある公園を過ぎる」)にも目を向けさせ、自分がたどるルートが心の中でさらにはっきりするように促す。

　　ステップ4：クライエントが A 地点から B 地点にうまくたどり着けると感じるようになるまで、このエクササイズを繰り返す。

　　この介入にかかる時間：1 〜 5 分

▪ 不適応な早期回想の修正

　心理療法における早期記憶／早期回想の活用は、20 世紀初頭の精神分析家ア
ルフレッド・アドラーが「ライフパターン」を理解するための技法として始めた
（Ansbacher & Ansbacher, 1956）。今日のアドラー学派のトレーニングの一部には、
心理療法の初期段階として現在進行形での早期記憶を半ダース程度集めるといっ
たものが含まれている。早期回想は、個人の自分に対する捉え方や、他者や世界
に対する捉え方、また、世界で居場所を得るためにその個人がしなければならな
いことを理解する方法として用いることができる。Ansbacher & Ansbacher（1956）
は、次の 3 つの重要な考慮事項を提示している。「（a）回想は個人の行動であり、
特定の経験によって"引き起こされた"ものではない。つまり、本人がその特定の
出来事を記憶することを「選んだ」ものである。（b）回想は客観的な事実とある程
度異なることがあり、その程度は個人の主観的解釈によるものである。（c）回想
では、状況そのものよりも、個人がその状況にどのように反応したかが重要であ
る」（Ansbacher & Ansbacher, 1956, p.135）。

　不適応な早期回想は、クライエントの目標に応じて、より役に立ち、肯定的
で、エンパワメントな方向にクライエントが進めるように、変更、編集、修正す
ることができる。例えば、ミスを恐れ、動けなくなってしまう神経質なクライエ
ントは、誤ってミルクの入ったコップを倒してしまい養育者から叱られた、とい
う早期記憶を想起するかもしれない。このクライエントの場合には、養育者が愛
情的で非批判的な態度でミルクを片付けるのを手助けしてくれたり、きれいな服
を着せてくれたりしてクライエントをサポートしているような場面に、記憶を置
き換えることができる（図 8.4）。

　　ステップ 1：クライエントに早期記憶を思い出させ、それが今まさに起こっ
　　　　　　　ているかのように現在進行形で述べてもらう。
　　ステップ 2：クライエントに、その記憶の中で最も鮮明な部分を特定して
　　　　　　　もらい、なぜその部分が最も鮮明なのか尋ねる。
　　ステップ 3：クライエントに、記憶の中で自身が経験した感情や気持ちを
　　　　　　　すべて特定するよう促す。個人的な解釈や信念をより理解するために、

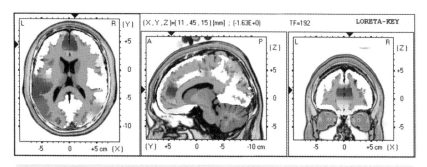

図 8.4　早期回想の修正介入を実施中の Pz の LORETA スキャン

　「なぜ」を優しく尋ねることで各感情を追いかけていく。

ステップ4：記憶内の他者の存在（または不在）に気づかせ、話し合う。その他者は自分を助けてくれるのか、そうではないのか？

ステップ5：記憶内の統制の所在（ローカス・オブ・コントロール）について気づかせ、話し合う。クライエントは自分自身をケアすることができたのか？　他者に頼る必要があったのか？　クライエントは目標や望ましい結果に到達するために効果的であったか？

ステップ6：早期回想の中身を存分に探求した後に、クライエントに、同じような感情、対人的なテーマ、出来事が存在する可能性がある生活領域を探すために少し内省してみることを促す。

　この介入にかかる時間：40 〜 50 分

P4 の場所と機能

　P4 領域は脳の右半球に位置しており、頭頂葉の一部である（図 8.5）。前頭葉と後頭葉の間に位置する頭頂葉は、2 つの機能領域に分けられ、一つは感覚や知覚に関するもの、そしてもう一つは感覚入力の統合に関するものである（Kandel, Schwartz & Jessell, 1991）。したがって、頭頂葉は、生の感覚情報の処理、自分の身体の知覚、さらには運動機能に関する感触、圧力、温度、味、痛み、空間関係、移動といったような多くの機能を担っている（Chapin & Russell-Chapin,

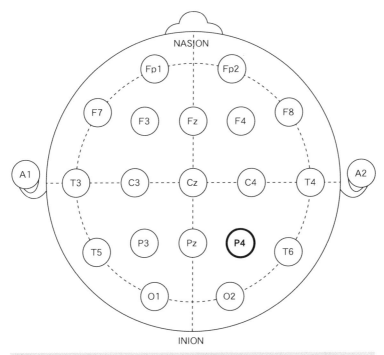

図 8.5　P4 の場所をハイライトした頭部マップ

2014)。Anderson (2010) によれば、P4 領域の主な機能には左側の知覚、認知処理、空間関係、マルチモーダル感覚の相互作用、行為機能、非言語の共振、視空間スケッチパッド、警戒心、被害意識がある。

機能不全の影響

　頭頂葉の機能不全が起こると、注意や情報処理に関連する問題や、空間関係の理解困難、過剰な警戒反応などが生じる可能性がある。具体的には、P4 領域の機能不全は、シータ波の過活動やベータ波の過活動といった形で発生する可能性がある。シータ波が高いと、自己に関連づけたり、過度に合理化したりする傾向が促進されることがあり、一方で、ベータ波が高いと過度な感情的反すうが促されることがある (Chapin & Russell-Chapin, 2014)。

　シータ波の増加は、自己懸念に対する気づきや過敏性を強めるため、環境や

他者との相互の関わりに神経を尖らせ、過剰に心配するようになる。この自己懸念に対する気づきは、不安関連症状としても現れる可能性がある。前述のように、P4は被害意識と関連している。被害意識は、自己懸念と同様、この領域の機能不全によって増加する可能性がある。この機能不全を抱える人は、世界が自分に対して敵対しているように感じ、他者との関わりについて思い悩んだり、他者に利用される、あるいは評価されるような位置に自分自身を認知的に配置したりする可能性がある。この領域の機能不全の特徴でもある過剰な合理化も、自己懸念と密接に関連している。こういった人は、自分自身の行動や他人の行動に対して非現実的で、過度に一般化された原因を付与する可能性がある。このことが被害意識を増加させ、懸念内容や原因を現実に基づかない状況に帰属させるように働く。

　ベータ波の過活性は、感情的反すう（端的に言えば、ネガティブな感情への捉われ）を引き起こす可能性がある。ネガティブ感情は、例えば職場でのミスに対する上司の叱責や、恋人との言い争いなどといった様々な状況で生じうる。感情的反すうは、特定の出来事の後に、それを経験した人が、問題を軽減するためにもっと違ったやり方があったのではないかと考え続ける時に沸き起こってくる。新しい解決策を見つけるために過ぎた問題をリフレームすることは、確かに有益であることもあるが、そのことに過度に時間を費やすことは、日常生活における正常な機能を妨げる可能性がある。では、感情的反すうの循環を止めるための方法とは何であろうか？それぞれのクライエントがそれぞれ違った方法を答えるかもしれないが、Selby（2010）が指摘するように「頭をフルに使う様々な活動に従事して、思考が問題に逆流するのを防ぐ」必要がある。各クライエントに特化した、各クライエントが楽しめる活動を見つけることが重要であるが、感情的反すうを減少させる可能性を持つ典型的な介入法の種類には、脳を刺激する活動とフリースタイルアートの2つがある。

2つのニューロカウンセリング介入

▪脳トレ
　脳トレ介入の目標は、論理と推論に関連する脳の左半球を刺激することであ

る（Carter, 2019）。クライエントと一緒にできるワークには、言葉探し、クロスワードパズル、数独パズル、雑学クイズなどがある。これらの活動はクライエントの興味に合わせたものでなければならない。例えば、運動好きなクライエントにはスポーツ関連の雑学クイズを、ガーデニングに関心があるクライエントには植物に関連した言葉探しを用いることができる。重要なことは、こういった活動の中での達成度や正答率よりも、クライエントの反応がより重要であるという点である。この介入の目的は、感情的反すうからクライエントが離れることである。クライエントは問題を回避するわけではなく、一時的に問題から距離をとり、新たな視点を持ってそこに戻ってくることになる (Selby, 2010)。

　　ステップ1：クライエントに、気分を1〜5の5段階（1が最も低い）で評価してもらう。
　　ステップ2：クライエントに、関心があるワークの内容を選択してもらう。
　　ステップ3：タイマーを15分にセットして、カウンセラーとクライエントの両方がそのワークを行う。
　　ステップ4：結果を確認する。
　　ステップ5：ワークの感想を求め、再度、気分を5段階で評価してもらう。
　　この介入にかかる時間：25分

▪ 箱庭療法

　箱庭療法の目的は、クライエントが社会的相互作用を概念化するのを支援するための双方向の体験的治療を提供することによって、P4領域の制御を高めることである。さらに、ネガティブな相互作用やそれに関連する認知を、より現実的でポジティブな視点で捉え直す機会を与えてくれる。箱庭療法は、砂が入った小さな箱庭にクライエントがミニチュアのフィギュアを配置することで、クライエントの社会的現実の次元を表現していく心理療法である (Jones-Smith, 2016)。

　この種の遊びは、P4領域への様々な刺激を伴う。例えば、両手でフィギュアを動かすことを通じて身体の左側を使ったり、箱庭（あるいは定められた領域）の中でフィギュア同士を近づけて、空間関係を変化させたりすることなどである。

このアプローチは、見て、聞いて、感じるというマルチモーダルな治療プロセスを可能にしている。クライエントに箱庭のフィギュアを使ってネガティブな状況や出来事を演じてもらい、それを安全な方法で振り返ることで行為機能を活性化することができる（図8.6）。

　　ステップ1：砂の入った箱あるいはステージ状の場に、箱庭用のフィギュアを置いて、最近の動揺した社会交流の場面を作成するようクライエントに勧める。

　　ステップ2：クライエントに、作成した場面を説明してもらい、起こった会話を語ってもらい、その関わりに関連した考えや感情を述べてもらう。

　　ステップ3：カウンセラーは、過度に合理化されていたり、根拠がなかったりするような自己懸念を明らかにしていくことを意図しながら質問を投げかけ、クライエントが自分自身の社会的相互作用について、より現実的な理解が得られるよう促していく。

　　ステップ4：カウンセラーは、ステップ3でクライエントが表現した内容を、クライエントの社会的相互作用に一般化できるよう援助を行う。

　　ステップ5：カウンセラーは、クライエントが新しく発見した考えを使って、そのやりとりを語り直すことで、社会的相互作用を変化させるようにクライエントを促していく。例えば、自分の考えや感情がどのように変われば、その状況にとってより有益な反応になるかについて、クライエントに説明してもらうようにする。

　　ステップ6：カウンセラーは、クライエントが新たに発見した合理的な思考プロセスを、将来の社会場面で適用するための戦略として考えられるように援助する。

　　この介入にかかる時間：45分

結語 ─────

　本章では、視覚能力やパターン認識の領域で重要な役割を果たす頭頂葉につ

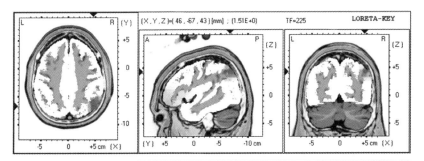

図 8.6　箱庭療法介入を実施中の P4 の LORETA スキャン

いて理解を深めた。これらの領域は私たちが生の感覚情報を解釈し、その情報を有用な知覚に変える働きを支えている。P3, Pz, P4 の 3 つの脳部位それぞれに対して、その機能不全因子と各 2 つのニューロカウンセリング技法、さらに、各部位に関する LORETA 活性画像を紹介した。

文献

Amen, D.G. (2010). *Change your Brain Change your Body*. New York: Random House.

Anderson, J. (2010). Personal Communication. Professional EEG Biofeedback Certification Training. San Rafael, CA: Stens Corporation.

Ansbacher, H.L. & Ansbacher, R.R. (1956). *The Individual Psychology of Alfred Adler: A systematic presentation in selections from his writings*. New York: Basic Books.

Carter, R. (2019). *The Human Brain Book* (2nd ed). New York: DK Publishing.

Chapin, T.J. & Russell-Chapin, L. (2014). *Neurotherapy and Neurofeedback: Brain-based treatment for psychological and behavioral problems*. New York: Routledge.

Cozolino, L.J. (2017). *The Neuroscience of Psychotherapy* (3rd ed.). New York: W.W. Norton & Company.

Imre, C. (2014). *The Hidden Language of the Mind Self-Help Guide: Explaining the hard stuff the easy way*. Kindle edition.

Kandel, J., Schwartz, J. & Jessell, T. (1991). *Principles of Neural Science* (3rd ed). New York: Elsevier.

Jones-Smith, E. (2016). *Counseling and Psychotherapy: An integrative approach* (2nd ed). Thousand Oaks, CA: SAGE.

Selby, E.A. (2010). *Rumination: Problem solving gone wrong. How rehashing the situation can ruin your mood*. Retrieved from www.psychologytoday.com/us/blog/overcoming-self-sabotage/ 201002/rumination-problem-solving-gone-wrong.

Thompson, M. & Thompson, L. (2015). *The Neurofeedback Book* (2nd ed.). Wheat Ridge, CO: Association of Applied Psychophysiology and Biofeedback.

Van der Kolk, B.A. (2014). *The Body Keeps Score*. New York: Penguin Books.

第9章

後頭葉（O1, O2）：
認識とパターンを通して世界を視る

パーニート・サホタ

　指導者でもあり、作家でもあるチョギャム・トゥルンパは、「目覚めるとは、自身の混乱をよりクリアに見ることだ」と述べている。後頭葉は、私たちの視覚処理とパターン認識の大部分を担っており、目に映るものを把握し解釈する時間を確保することが、日々の生活には不可欠である。混乱が視界に入ることを受け入れ、不快を心地よく感じられるように学習すれば、私たちを取り巻く物事に対する不安が和らぐのである。本章では、O1 と O2 の位置と機能について説明する。

O1 と O2 の場所と機能

　人間の脳は4つの葉に分かれており、円滑で効率的な機能を発揮するために、これらの葉が互いに連携して働いている。左右の後頭葉はそれぞれ個別の視覚機能を持つものの、互いにシームレスに作用し合うことで、多様な視覚機能を可能にしている。後頭葉は、前脳の最後部（後葉）にあたる（Carter, 2014）。また、後頭葉はブロードマン 17 野（一次視覚野）、およびブロードマン 18・19 野（二次視覚野の視覚処理領域）で構成されている（図 9.1）。

　O1 と O2 に関連する機能には、視覚、視力、操作的で測定可能な記憶、夢などに関連する情報処理がある。奥行きやエッジに関する視覚認識、および、物・場所・人に関する知覚は、本人や周囲の人々の日常的な移動や、安全・安心に

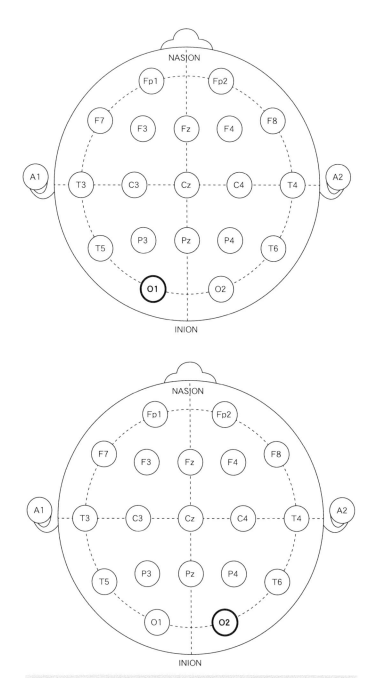

図 9.1　O1 および O2 の場所をハイライトした頭部マップ

とって欠かすことができない機能である。さらに、O1 および O2 領域は他の脳領域と連携して、読み書き、スペリング、読み書きの相互理解、描画、物体の識別、場所の認識あるいは場所と自己との関連性の認識に関わっている。

機能不全の影響

　後頭葉の損傷や悪化は、読み書き、知覚、視覚記憶などの問題を引き起こす可能性がある。意味に関する視覚情報は、二次視覚野で取り込まれており、その損傷や外傷は視覚失認の原因となる。視覚失認とは、視覚刺激を見た時に、言葉や名称が思い出せなくなったり、刺激の機能識別や意味づけが難しくなったりすることであり、脳波の振幅の小ささと関連している。

　Dadashi ら (2015) が行った研究では、全般性不安症 (GAD) と診断されたクライエントは、そうでない被験者と比較して、後頭葉の O1・O2 領域でアルファ波とシータ波の振幅が小さいことが示された。彼らが、ニューロフィードバックを用いてシータ波とアルファ波の振幅を増加させたところ、症状の軽減に成功したことも検証されている (Dadashi et al., 2015)。また、Chao, Lenoci & Neylan (2012) は、心的外傷後ストレス障害 (PTSD) の症状重症度が、左後頭葉における灰白質体積減少や機能低下と関連することを示している (Chao, Lenoci & Neylan, 2012)。さらに、Swingle (2008) は、感情的トラウマによる影響は、O1 と Cz におけるアルファ波の振幅低下として観察されることを報告している。

２つのニューロカウンセリング介入

▪ Audio -Visual Entrainment (AVE)

　Audio-Visual Entrainment (AVE) は、心的外傷後ストレス障害 (PTSD)、注意欠如症 (ADD)、慢性疼痛、季節性感情障害 (SAD) など、多くの心理的・医学的疾患の治療に用いられる効果的な方法である (Siever, 2014)。AVE は、様々な周波数の音や光のパルスを用いて、脳波を特定のパターンに誘導する。音刺激と一緒に、キセノンストロボライトや LED を素早く点滅させることで、同調を誘発したり、脳波活動を望ましい方向に誘導したりすることができる。

　この方法に取り組むことで、リラクゼーションレベルを高めたり、気分にポジ

ティブな影響を与えたり、睡眠パフォーマンスを向上させたり、認知的マインド
を細かく調整したりすることができる(Audio-Visual Entrainment (AVE), 2018)。同
調は深いリラクゼーションの状態を作り出し、さらに、横隔膜呼吸や他のリラク
ゼーション戦略を用いてその効果を増強することができる(Siever, 2014) (図 9.2)。
　光誘発性発作や片頭痛を患っている人には、AVE デバイスは使用すべきでは
ない。

　　ステップ 1：クライエントに楽な姿勢をとってもらう。
　　ステップ 2：ヘッドホンをクライエントの頭に置き、左のヘッドホンが左
　　　　　　　耳を、右のヘッドホンが右耳を覆うようにする。うつ病の症状を標的
　　　　　　　としたプログラムの中には、それぞれの耳に異なる刺激を与えること
　　　　　　　で、脳波の非対称性を修正するものがあるため、左右を正しく装着す
　　　　　　　ることが特に重要である。
　　ステップ 3：クライエントに眼鏡をかける。同調のために使用する光は、ク
　　　　　　　ライエントが目を開けていても痛いと感じるものではないが、ほとんど
　　　　　　　の場合、目を閉じた方がリラックスして取り組むことができる。
　　ステップ 4：AVE デバイスからクライエントが希望する AVE プログラムを
　　　　　　　始める。集中力を高めるプログラムもあれば、リラクゼーションを目
　　　　　　　的としたプログラムもある。より速い脳波を促進するため AVE プログ
　　　　　　　ラムは、自然な概日リズムの周期を乱さないようにするため、夕方に
　　　　　　　は実施しない。
　　ステップ 5：クライエントの様子を観察し、エクササイズ後にコップ 1 杯
　　　　　　　の水を渡す。起立性高血圧を避けるため、特に同調プログラム中にリ
　　　　　　　クライニング姿勢で行った場合には、クライエントにゆっくりと立ち
　　　　　　　上がってもらうことに留意する。同調エクササイズ中や AVE 前後のク
　　　　　　　ライエントの体験について話し合う時間をとる。
　　　　　　　この介入にかかる時間：15 〜 45 分（選択されたプログラムによっては
　　　　　　　それ以上）

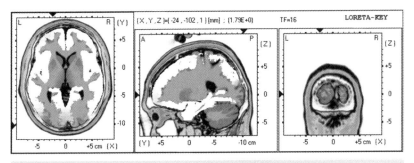

図 9.2　AVE 介入を実施中の O1 の LORETA スキャン

▪ 光療法ボックス

　光療法は、心的外傷後ストレス障害（PTSD）の効果的な治療、および季節性感情障害（SAD）の気分制御の補助、さらには睡眠衛生や認知的パフォーマンスの改善に用いられている（Seasonal Affective Disorder（SAD）Information, 2018）。人々の気分や生産性を向上させるための自然なテクニックとして、ライトボックス、照明スタンド、ライトバイザーが利用されている (Seasonal Affective Disorder（SAD）Information, 2018)。ライトボックスを用いることで、人の睡眠サイクルとホルモン調整に直接影響する概日リズムを調整することができる。

　光は脳に伝わり、セロトニンの生成を誘発する。季節性感情障害のクライエントに用いる場合、起床後 30 分以内に使用する必要がある（Seasonal Affective Disorder（SAD）Information, 2018）。また、ニーズや効果、耐性に応じてルクス（光の強さ）を選ぶことで、ライトボックスをカスタマイズすることもできる。好みに応じて、フルスペクトルの光あるいは白色蛍光灯を用いてもよい（Seasonal Affective Disorder（SAD）Information, 2018）。

　この治療は、専門家や医師と相談しながら行う必要があり、双極性障害（症）の人には推奨されないこともある（Seasonal Affective Disorder（SAD）Information, 2018）。

　　ステップ 1：直射日光の当たる場所、またはフルスペクトル（全波長域）の
　　　　　　　　光の当たる場所に、クライアントを一定時間座らせる。

　　ステップ2：クライエントの好みに合った、効率的な睡眠と光治療のスケ
　　　ジュールを立てる。前述したように、SADを患っている者には、起床
　　　後30分以内に光療法を行うことが推奨される。
　　ステップ3：進み具合に応じて、本人の睡眠や光療法を調整し、必要な変
　　　更を加える。
　　この介入にかかる時間：20分〜2時間と様々

結語 ———

　本章では、O1とO2といった後頭葉の位置と機能について概説した。後頭部
に位置し、視神経と直結しているO1とO2に関連する機能には、視覚、視力、
操作的で測定可能な記憶、夢、視覚パターン、エッジ知覚、日常生活の多くに関
連した情報処理が含まれる。機能不全については、2つのニューロカウンセリン
グ介入と共に議論した。

文献

Audio-Visual Entrainment (AVE) (2018). Retrieved from https://mindalive.com/index.cfm/ technology/ave/.

Carter, R. (2014). *The Human Brain Book*. New York: DK Publishing.

Chao, L., Lenoci, M. & Neylan, T. (2012). Effects of post-traumatic stress disorder on occipital lobe function and structure. *Neuroreport* 23 (7), 412–419.

Dadashi, M., Birashk, B., Taremian, F., Asgarnejad, A.A. & Momtazi, S. (2015). Effects of increase in amplitude of occipital alpha & theta brain waves on global functioning level of patients with GAD. *Basic Clinicial Neuroscience* 6 (1), 14–20.

Seasonal Affective Disorder (SAD) Information (2018). Retrieved from http://sad.psychiatry.ubc. ca/resources/public-resources/light-therapy-procedure-for-using-the-10000-lux-fluorescent-light-box/.

Siever, D. (2014). *Audio-Visual Entrainment: Finding a Treatment for Post-Traumatic Stress Disorder*. Alberta: Mind Alive.

Swingle, P.G. (2008). *Biofeedback for the Brain: How neurotherapy effectively treats depression, ADHD, autism, and more*. New Brunswick, NJ: Rutgers University Press.

第10章

全体を振り返って

ロリ・ラッセル＝チャピン、ニコル・パチェコ、ジェーソン・デフォード

　最終章では、第1章から第9章までにあるポイントをすべて総括しながら、ニューロカウンセリングのアクションプランを確立していく。加えて、各共同編集者が本書を執筆する過程で、どのような発見があったかについても共有する。学識者であり作家でもあるリチャード・ブロードウェルは、本書の目的を次のように美しく著している。

　　私たちは、脳がどのように機能しているかを深く理解し、そして、脳の障害や疾患を癒すためのより効果的な治療に対する理解を手に入れようとする、神経科学の大きな進歩の入り口に立っている。健康と疾患において、脳がどのように振る舞うのかということが、私たちの人生に関する最も重要な問いであるかもしれない。

（Broadwell, 1995）

　第1部では、ニューロカウンセリングの背景となる歴史や、必要となる重要な定義を示した。各クライエントの目標やプロトコールのカスタマイズに関連する、包括的なアセスメントや治療計画に関わる細かな戦略を述べた。パトリスの事例では、これらのニューロカウンセリングの構成要素、アセスメント、介入方法が、どのように日常的なトークセラピーのセッションに統合できるのかについて紹介した。

　第2部では、国際10-20システムに基づく19の異なる脳部位を取り上げながら、応用科学と実践スキルに焦点を当てた。各章の中で、それぞれの脳の場所、機能、機能障害の影響、その部位の機能に対応するトークセラピー介入を、「頭部機能マップ」と共に示した。また、各脳部位に対応するニューロカウンセリング介入の中から、そのいずれかを実施している際の標的脳部位の活性の様子をLORETA画像で示した。

　ニューロカウンセリングの定義とは、「私たちのメンタルヘルスの問題の多くに生理学的背景があることを教え、説明することによって、カウンセリング実践に神経科学を統合するもの」(Russell-Chapin, 2016, p.93)である。本書の読者であれば、脳の場所や機能、および機能不全領域のそれぞれについて、何度も何度もこの定義が実践的に適用されているのをご覧になったことかと思う。「脳と行動の橋渡し」の価値を教えることは、脳は身体とコミュニケーションをとり、身体は脳とコミュニケーションをとるといった、人の双方向的なシステムを強化する。これには「トップダウンとボトムアップ、あるいは双方向性」という表現が使われることもある (Strack, Linden & Wilson, 2011)。クライエントは、脳や身体のどちらか一方のシステムをケアしないと、もう一方のシステムにどのような影響や相互作用があるかについて理解し始めていくことだろう。そうすることで、脳の健康がクライエントの人生の中に浸透し始めるのである。

　トークセラピーは、大多数のクライエントには有効であるが、一部のクライエントには十分であるとはいえない。「私たちは、行動に関する生物学的基盤をよりよく理解し、そのポテンシャルをクライエントの利益のために活用する方法を学ぶ必要がある」(Russell-Chapin & Chapin, 2020, p.305)。行動の生物学的基盤をよりよく理解することで、それが脳波を記録した定量的EEGであろうと、特定の行動を観察することであろうと、これらの測定可能な手がかりやデータは、より個別にカスタマイズされた治療を手助けしてくれることがよくある。

　テッド・チャピンが第3章で提示した、包括的な治療計画を立てるためのニューロカウンセリングの4ステップは、トークセラピーのものとは多少異なるものである。この4ステップとは、現在の問題に優先順位をつけ、神経学的アセスメントに基づいて関連する脳の標的領域を決定し、適切なニューロカウンセリ

ング介入を選択し、クライエントの神経可塑性を高めて症状を軽減するための行動目標を同定する、といったものである。繰り返すが、これは従来のトークセラピーに取って代わるものではない。

　ここで、ニューロカウンセリング介入をあなたの臨床活動に取り入れるべき主な理由と利点をまとめる。これらは、Russell-Chapin（2016）やField, Jones & Russell-Chapin（2017）による以前の報告から引用したものがほとんどである。以下に記載するようなアイデアは、ニューロカウンセリングの利点を思い出すのに役立つであろう：

- ニューロカウンセリングは、カウンセリングが、脳をなぜ・どのように変化させるのかについて、臨床家とクライエントに教えてくれる。
- 脳をベースとしたアプローチを用いることは、クライエント一人ひとりが持つ個別のニーズをよりよく理解するのに役立つであろう。
- クライエントを教育し、心理教育の資源を提供することは、特定の症状や行動がなぜ・どのように生じるのかを理解するための助けになる可能性がある。
- ニューロカウンセリングは、私たち全員に、心と身体のつながりや、統合されたリソースの活用を思い出させてくれる。
- バイオフィードバック、ニューロフィードバック、その他のアセスメントといったコンピュータ支援型の技術は、機能不全の原因を調べるだけでなく、機能不全がある脳領域を働かせたり、制御したりするためのトレーニングの実施を可能にする。
- ニューロカウンセリングへの取り組みは、慢性的な問題にも有効であるが、パフォーマンスを最大化、最適化するためにも役立つ。
- ニューロカウンセリングでは、感情的、行動的、生理的な自己制御の実践と安全を通して、クライエントに内的統制意識やパーソナルな責任の所在を教えることができる。
- ニューロカウンセリングは、すべてのカウンセラーが利用可能な治療法を拡大することができ、そのことはカウンセリング専門家にさらなる価値を与える。

- ニューロカウンセリングや脳に基づくアプローチを実践することで、薬剤師、栄養士、ニューロフィードバックの専門家、精神科医などが治療チームの一員となった専門家グループを作る機会が増える。
- ニューロカウンセリングでは、治療効果に対する定量的なアウトカム測定の必要性を強調している。
- ニューロカウンセリングの技法は、カウンセラーのコンピテンシーや有効性、クライエント保護に関する、すべてのカウンセリング倫理ガイドラインを遵守しなければならない。
- ニューロカウンセリング介入には、安全で健全な実践を倫理的に行うためのスーパービジョンが必要である。
- ニューロカウンセリングの教えと信条を支持するために、エビデンスに基づく研究がさらに実施されている。

　これらの利点は、各共同編集者が本書の発案から完成に至るまでに得た発見を共有していく際に改めて強調されるかもしれない。以降でお分かりのように、似ているようで、違った発見がそれぞれにあったようだ。

ロリ：

　私は大学院生やクライエントに、ニューロカウンセリングや、脳と身体のつながりに関する教育を続けている。私はどの学生やクライエントにも以下のように言っている。これはニューロカウンセリングに関する別の書籍から引用したものである。

　　ロリがよく言うように、身体的・感情的な健康と脳の働きとのつながりを一度学んだら、もう元には戻れない。この知識は、臨床実践における症例の概念化、アセスメント、介入に対するアプローチ方法を永遠に変えることになると確信している。

（Field, Jones & Russell-Chapin, 2017, p.xiii）

　私は今、この発言をさらに大きく捉えている。ニューロカウンセリングは 私たちの生き方をも変えるかもしれないと！自分自身の脳と身体をコントロールすることで、私たちはより内的な主導権を得ることができる。私のクライエントの多くが、ニューロカウンセリングのテクニックを学んだ後に、よく同じような感想を口にしている。自分で末梢皮膚温をコントロールできるようになった時に、私のオフィスを文字通り飛びだしていったクライエントのことは忘れられない。彼女はこのように声をあげた。"皮膚温をコントロールできるなら、他にも何かコントロールできることがあるかしら？"と。ニューロカウンセリングをトークセラピーのセッションに組み込むことで、クライエントは自分の人生に対する統制感を高めることができるのである。

　昨年の夏、夫のテッドと私は、「Neuroanatomical Dissection: Human Brain and Spinal Cord」と題された講義を受けるため、マーケット大学を訪れた。そこで私たちは脳の入り組んだ仕組みについて勉強したが、実際に人間の脳を手に取って解剖したことは最も驚くべき体験だった！まず、死後に自分の脳を科学に捧げた人々にとても感動した。私たちのクラスの全員が、彼らの贈り物から多くのことを学んだ。私は人間の脳に対する感謝の念を強くした。私にとって最大の宝物は、扁桃体の位置を特定できるほど脳を解剖できたことであった。私たちの人生の中で本当に多くのことを担ってくれている脳のこの小さなパーツを、自分の手の中に収めることができたのだ。私はこの3ポンドの臓器と、その驚くべきネットワークや機能のすべてに驚嘆した。また、私たちはアルコール依存症から脳卒中に至るまで、様々な疾患の脳も観ることができた。私たち夫婦は、この優れた臓器についてもっと知ること、もっと観察することが、人が自分の脳と身体をもっと大切にすることにつながるかどうか、長い間語り合ったのである！

　とはいえ、本書の執筆の中で共同編集者から私が特に学んだことは、脳は単独では機能しないということだ。私たちはニューロカウンセリングのスキルを紹介し、特定の介入に対する脳部位の活性化を示した。しかし、脳と身体は常に自己制御とアロスタシスを求めている。健康であれば、脳と身体は見事に連動する。脳が他の脳部位とうまくコミュニケーションできていれば、そこに信じられないようなシンフォニーが生まれるのである。この人生という音楽イベントで

は、フルートのセクションが主導権を握る必要があることもあるが、他の楽器セクションも常に油断せずに、要請があればすぐに参加できるように待機している。すべての楽器が適切に調律され、フィナーレに向けて演奏される時、その作品は美しく調和したものになるだろう。同じことが私たちの脳にも当てはまる。脳がうまく制御され、すべての脳葉がコミュニケーションをとっている時、人は社会的、身体的、感情的、行動的、精神的、職業的にうまく機能し、感じることができる。そうなれば、脳は適切な時に、適切なタスクに、適切な脳波を使うことができるのである (Chapin & Russell-Chapin, 2014)。

　さらに、ニューロカウンセリング介入には、他のカウンセリングスキルと同じように、意図が必要であることも学んだ。特定の脳領域に対して特定の技法を選択することで、より強力な神経回路を構築することができる。「同時に発火したニューロンは互いに結びつく」というヘッブの法則 (Hebbs, 1949) を思い出してほしい。このような意図的なニューロカウンセリングのスキルは、より強く、より強化された脳のつながりをクライエントが構築し、より健康的でポジティブな可塑性を獲得することを支援するものである。クライエントの脳の機能不全領域を見つけるには、握手や声のイントネーションのところで説明したように行動的に観察できることもあるが、慢性的な脳の問題の場合、脳波や他の標準化された尺度などの既知の定量的アウトカムを利用することで、カウンセラーはカスタマイズされた治療計画を作成しやすくなる。そのためには、地域で信頼できる臨床医を探し、クライエントをそこに紹介して、自分たちの臨床チームを強化し、より強力な成果とクライエントの成功を目指してほしい。

ニコール：

　私が受けたメンタルヘルスのプロバイダーになるための養成課程では、クライエントが今いる場所で出会うことの大切さを教えられてきた。私は、アドラー専門心理学校でトレーニングを受けたが、そこではアルフレッド・アドラーの「私たちはクライエントの靴を履いて歩くべきである」という有名な言葉が繰り返されていた。つまり、クライエントが自分自身や他者、そして世界に対して抱いている見方を理解し、開かれた心と共感的な気持ちでクライエントの人生経験に

敬意を払わなければならない。ニューロカウンセリングは、クライエントとプロバイダーに対して、洞察や気づき、検証の機会を提供するもう1つの価値ある手段であると私は信じている。

　治療関係や治療同盟は信頼の上に築かれる。自分の経験を単に理解してくれるだけではなく、自分の脳がなぜそうなっているのかを教えてくれ、セッションの外でも実践できるような効果的な脳のツールボックスを組み立てる手助けをしてくれる支援者と共に取り組むことができるなら、それはどんなにエキサイティングなことだろう。支援者としては、カウンセラーがニューロカウンセリングやニューロモジュレーションについて話している時、要するに、脳で何が起こっているか、そして脳をより効率的にする、あるいは制御するために何が始められるかについて話している時に、クライエントが納得するのを目の当たりにする瞬間は、素晴らしいものであり、非常にやりがいのあるものである。制御不全の脳が引き起こす症状そのものは心地よいものではないが、自分の脳で何が起きているのか、自分の意志で脳を改善できることがあるのだというこのパワフルな知識は、検証と承認を伴う癒しのプロセスを始めるための素晴らしい機会を与えてくれる。

　ニューロカウンセリングの取り組みは、クライエントの向こう側にも広がっている。子どもと一緒にニューロカウンセリングに取り組んでいる際に、その両親や養育者が自分自身の自己制御スキルを観察してみたり、考えだしたり、実践してみたりすることがよくある。私たちは、脳の健康について家族に教え、彼らが健康的なライフスタイルを選び、扱いが困難な感情をもっと簡単に理解・対処できるようになれるよう、より健康で幸せな生活を送るためのサポートを提供することができる。以前は「破壊的」あるいは「病的」と呼ばれていたような行動が、理想的とは言えない脳波の活動（例えば、前頭部のシータ波の機能不全）であると見なされ、数分間横隔膜呼吸を行うことでポジティブな影響を受けることができたら、どんなに素晴らしいことだろうか。

　ニューロカウンセリングは、ネガティブな症状を取り除くだけではない。私が数年来担当しているあるクライエントは、もともとテニス技術を上達させるために私のところを訪ねた。一緒に取り組んでいる間に、彼女はテニスをやめて新

しいスポーツを見つけなければならないほどの怪我を負った。彼女はすぐに新しいスポーツ（ゴルフ）を始め、ゴルフプロの指導のもと、新しいスポーツで優れた成績を収め、数々の賞や賞賛を受けた。彼女は、身体的・精神的な勝負（心理生理学的パフォーマンスとも呼ばれる）や全体的な幸福感を向上させるために、多くのニューロモジュレーションスキルとメタ認知スキルを実践している。彼女は困難を克服し、困難な状況や人々に対する新たな対処法を学び、健康、趣味、活動を楽しんでいるのである。彼女は最近、私たちとの共同作業を通じて得た最も重要なことは、喜びとは何か、どうすれば喜びに満ちた人生を送れるかを学んだことであると話してくれた。クライエントが自分自身に贈る、本当に素敵で素晴らしい贈り物である！

　脳について解明が進むにつれて、まだ分かっていないことがたくさんある、ということも分かってきた（例えば、アルファ波が脳のどの部分で発生しているか、私たちはまだ知らない）。私たちは、脳が非常に可塑的で回復力があることを知っている。もっと根本的な話では、私はニューロカウンセリングとは、選択の力に気づき、自己成長や学習の重要性を実感し、そして理解、受容、優しさ、養育的な反応から健康（と喜び）への旅を始める機会をもたらすための効果的なメカニズムだと考えている。これは、メンタルヘルスのプロバイダーがすでに成し遂げてきた仕事の上に成り立っている。ニューロカウンセリングやニューロモジュレーションのスキルによって、私たちは治療効果を拡大し、強化している。つまり、クライエントが以下のように感じるための支援を行っているのである。

　　　自分の脳がどのように働いているかを理解することで、自分が、なぜそのような考えを抱いたり、そのような感情を経験したりするのかについて理解し、受け入れることができる。だから、現在の環境に感謝しながら、有益かつ自分が求める方向に導いてくれるような方法で対応していきたい。

ジェーソン：

　私が最も印象に残っているのは、本書の序盤でも説明されているように、メンタルヘルスの専門家が、私たちが治療している対象（脳）を実際に見ていない唯

一の専門家であるいうことである。だからこそ、ニューロカウンセリングの役割
は、私たちやクライエントにとって非常に重要なものとなる。たとえ脳波計や脳
撮像技術がなくても、基本的な神経生理学や脳の活動を理解し、脳の健康にもっ
と目を向けたセルフアセスメントを用いることで、クライエントの脳で何が起き
ているのかを知ることができる。私たちがこれらの情報を収集することで、脳に
目を向けた実践的なアドバイスや介入を、クライエントをより効率的に治療する
方法として、提供できるようになる。

　私がクライエントからいつも言われることの1つに、苦悩や症状に関する経
験を認めてもらえたと感じた、というものがある。私たちは、彼らに脳の機能不
全が彼らの症状を引き起こしていることを教えたり、潜在的にそれらを示したり
することができるだけでなく、自己制御を支援することによって、症状を軽減・
なくすことができる。障害によってコントロールされているという感覚から、脳
の健康をコントロールできるという感覚に変わることで、クライエントはより前
向きに変化しようという意欲を持ち、"トンネルの先に光がある"と感じるように
なる。内的な動機づけとコントロール感が高まることで、従来のカウンセリング
よりも成果がより頻繁に、そしてより迅速に得られるようになる。

　本書で強調されているように、ニューロカウンセリングには様々なタイプの
介入があり、それらは脳の様々な領域に効果がある。一つの理論体系にとらわれ
るのではなく、私たちはもっと創造的な方法でクライエントに挑み、セラピーを
「楽しい」ものにしていくことができるのである。脳がよりうまく制御され、クラ
イエントがよりうまく自己制御することを学んだならば、続けて、私たちは従来
のテクニックを用いて、クライエントがより効果的な思考や感情に挑戦し、処理
していけるようになるための支援を提供することができる。つまり、どんな運動
をするにしても、その前にストレッチをする必要があるように、脳も同じように
ストレッチを行う必要がある。従来のトークセラピーで素晴らしい成果を得る前
に、脳を「ストレッチ」し、脳を制御して、脳を効率的に働かせる必要があるので
ある。

　この応用科学の本は、カウンセラーが行っているカウンセリング業務にニュー
ロカウンセリング介入を統合するための多くの機会を提供してきた。最後の段落

では、私たちがこれまでに紹介したいくつかの介入方法を収容した個人のマインド・ルームを作ることをお考えの方に向けての記載である。ある読者は、自分専用のマインド・ルームを持ちたいと思っているかもしれないし、ある読者は、クライエントが自分の脳スペースやマインド・ルームを作るのを手助けしたいと思っていることだろう。

　LinkedIn の記事からの引用であるが、Pacheco（2020）はマインド・ルームを、アスリートが試合で頂点に立ち続けるためのポピュラーな方法であると論じている。マインド・ルームとは、アスリートが心と身体のつながりを強化し、パフォーマンスを向上させるために設計されたスペースであり、最先端のリラクゼーション機器やバイオフィードバック機器が備えられている。ただし、マインド・ルームはアスリートだけのものである必要はない。トップパフォーマーであれ、指導者であれ、誰でもいつでもオリンピアンになれる。誰であっても自分自身のマインド・ルームを作り、その恩恵を受けることができるのである。

　設備（とそれを運営・管理するスタッフ）の充実度によっては、かなり高額になることもあるが、自分のマインド・ルームを作るのに大金を使う必要はない。ここでは、マインド・ルームを自分で設置するためのポイントと、安価なリラクゼーションアプリや機器の名前を紹介する。

スペース

　マインド・ルームは、静かで落ち着ける場所を探すようにする。数分間、誰にも邪魔されずにプライバシーが保てる場所を確保することが重要である。理想的なのは、あなたが今使っているオフィススペースである。次に、この部屋に座り心地のよい椅子やソファを置く。私の場合はヘッドサポート付きのリクライニングチェアが最もくつろげる。体を伸ばして、支えられていると感じられるのが重要なポイントである。部屋は真っ暗にする必要はないが、照明を落として快適でリラックスできるよう調節できるとよい。明るい部屋であれば、アイピローを使って光を遮ってみてもよい。

設備、機器

　マインド・ルームの設備は、リラクゼーションの目的、予算、利用できる時間に合わせて選ぶ必要がある。リラクゼーションの効果は5分もあれば実感できる。しかし、プログラムによっては、20分、30分、あるいはそれ以上かかることもあるだろう。以下に、私たちが仕事で役に立つと感じたアプリ、プログラム、機器をあげる(利益相反やつながりはない)。このリストは価格順に並べられている。

- Breathe2Relax (0ドル)

  iPhone、iPad、Apple Watchで使える無料アプリ。リラックスするための横隔膜呼吸が中心になっている。吸う息と吐く息の長さを調整できる。画面には呼吸ペーサーと視覚的なイメージが表示され、呼吸をガイドする音声もある。音声ガイドにより、目を閉じていても呼吸のペースを合わせることができる。ほとんどの人は、1分間に約6回の呼吸(10秒間の吸気と呼気のサイクル)が目標となる。10秒のサイクルは、4秒で吸って6秒で吐くといったように分かれる。重要なのは、吸う息より吐く息を長くすることである。この呼吸パターンは、「休息と回復」システム(副交感神経とも呼ばれる)を高め、ストレス反応系(交感神経系)を弱めるものである。

- Belly Bio (0ドル)

  この呼吸アプリでは、実際にデバイスを腹部に装着して呼吸数を記録することができる。

- Breath Pacer (1ドル)

  Breathe2Relaxアプリに似ているが、少しお金がかかる。

- デジタルストレス温度計(25ドル)

  手の温度はリラックスレベルを示す優れた指標である。リラックスしていると、冷たく緊張した手が温かくなる。数分間リラックスすれば、低温(華氏70度台)だった指の温度が、90度台まで上昇する[16]。

---

16) 華氏70度は摂氏約21度。90度は約32度。

- emWave2（200 ドル）と Inner Breath trainer（130 〜 150 ドル）

  emWave は心拍数を記録する携帯型デバイスである。心拍数に基づいて、次のような呼吸ペーサーが作られる。赤のライトは、呼吸がペーサーに合っていないか、あるいは理想的な心拍変動ゾーンにいないことを示す。青のライトは、ペーサーには合っているものの、もっと改善できることを示す。緑のライトは、ペーサーに完璧に合っており、心拍変動性を高めて感情や精神機能を改善できていることを意味する。Inner Breath Pacer は emWave より安価で、スマートデバイスにダウンロードした無料アプリを使用するものである。

- The Muse2（220 ドル）

  Muse デバイスは、脳が落ち着いている時間を記録し、瞑想の練習ガイドとして用いることができる。瞑想時間を増やしてポイントが加算されると、心が落ち着いてリラックスしていることになる。Muse を装着するやわらかいヘッドバンドも発売中である。

　購入可能なデバイスは多数あり、このリストはすべてを網羅しているわけではない。これらの多くは、アプリや Google ストア、Amazon、または企業（例：emWave デバイスは HeartMath 社）から直接購入することができる。

結語 ───

　この最終章では、ニューロカウンセリングと神経科学を臨床に取り入れることについて、たくさんの利点を再度説明した。ニューロカウンセリングは、介入の幅や知識のベースを広げることで、既存の専門的アプローチにさらなる価値を与えるものである。また、治療チームの幅を広げ、目の前のクライエントが成功する機会をさらに増やすものである。脳は最後の未開拓領域であり、日々、脳と身体のつながりに関する新たな情報が研究によってもたらされている。この拡がり続けるニューロカウンセリングの旅にあなたも参加してみませんか。この実践的なテキストに書かれている情報や技術が、あなたがもっと成功し、もっと意図的にクライエントと接するための助けとなることを祈っています！

文献

Broadwell, R. (ed.) (1995). *Neuroscience, Memory and Language*. New York: Basic Books.

Chapin, T. & Russell-Chapin, L. (2014). *Neurotherapy and Neurofeedback: Brain-based treatment for psychological and behavioral problems*. New York: Routledge.

Field, T.A., Jones, L.K. & Russell-Chapin, L. (2017). *Neurocounseling: Brain-based clinical approaches*. Alexandria, VA: American Counseling Association.

Hebb, D.O. (1949). *The Organization of Behavior: A neuropsychological theory*. New York: John Wiley and Sons.

Pacheco, N. (2020, February). *The Mind Room*. Linkedin.

Russell-Chapin, L. (2016). Integrating neurocounseling into the counseling profession: An introduction. *Journal of Mental Health Counseling* 38, 93–102. http://dx.doi.org/1017744/mehc.38.2.01.

Russell-Chapin, L. & Chapin, T. (2020). Neuroscience and the brain: What mental health counselors need to know. In Joshua C. Watson & Michael K. Schmit, *Introduction to Clinical Mental Health Counseling: Contemporary issues*. Los Angeles: SAGE.

Strack, B., Linden, M. & Wilson, V. (2011). *Biofeedback and Neurofeedback Applications in Sport Psychology*. Wheat Ridge, CO: Association for Applied Psychophysiology and Biofeedback.

索　引

■訳者紹介

横山　仁史　（よこやま　さとし）

1987 年生まれ。早稲田大学大学院人間科学研究科にて修士課程を修了後、国立精神神経医療研究センターでの研究助手を経て、広島大学大学院医系科学研究科博士課程に入学。博士(医学) を取得後、同機関にてポスドク、助教として勤務後、現在の新潟大学人文学部に助教として着任。公認心理師、臨床心理士として認知行動療法を中心とした臨床活動を行いつつ、精神疾患やその治療に関する脳画像研究を数多く報告・発表。

実践ニューロカウンセリング ―治療介入の実際に脳機能を結びつける―

2024 年 5 月 31 日 初版第 1 刷発行

編著者　ロリ・ラッセル＝チャピン、ニコル・パチェコ、ジェーソン・デフォード
訳　者　横山 仁史
発行者　池田 廣子
発行所　株式会社現代図書
　　　　〒 252-0333　神奈川県相模原市南区東大沼 2-21-4
　　　　TEL　042-765-6462　FAX　042-765-6465
　　　　振替　00200-4-5262
　　　　https://www.gendaitosho.co.jp/
発売元　株式会社星雲社（共同出版社・流通責任出版社）
　　　　〒 112-0005　東京都文京区水道 1-3-30
　　　　TEL　03-3868-3275　FAX　03-3868-6588
印刷・製本　株式会社丸井工文社